10 Minuten
Gymnastik gegen Rückenschmerzen

Petra Schreiber-Benoit

10 MINUTEN
GYMNASTIK GEGEN RÜCKENSCHMERZEN

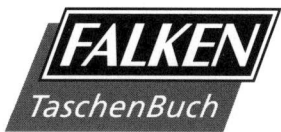

Im FALKEN Verlag sind weitere Titel zu diesem Thema erschienen.
Sie sind überall dort erhältlich, wo es Bücher gibt.

Der Text dieses Buches entspricht den Regeln
der neuen deutschen Rechtschreibung.

Dieses Buch wurde auf chlorfrei gebleichtem
und säurefreiem Papier gedruckt.

Originalausgabe
ISBN 3 635 60394 5

Umschlaggestaltung: Zembsch' Werkstatt, München
Gestaltung: Beate Müller-Behrens
Redaktion: Andrea Kuron, Hamburg/Sabine Weeke
Herstellung: Torsten Hellbusch
Titelbild und Fotos: STUDIO TEAM, Langen/Wolfgang Zöltsch
Satz: FALKEN Verlag, Niedernhausen/Ts.
Druck: Media-Print Informationstechnologie, Paderborn

Die Ratschläge in diesem Buch sind von der Autorin und dem Verlag sorgfältig er-
wogen und geprüft, dennoch kann eine Garantie nicht übernommen werden.
Eine Haftung der Autorin bzw. des Verlags und seiner Beauftragten für Personen-,
Sach- und Vermögensschäden ist ausgeschlossen.

817 2635 4453 6271

Inhaltsverzeichnis

Einleitung

Wirbelsäulen- und Bandscheibenleiden zählen in Mitteleuropa zu den häufigsten Zivilisationskrankheiten. Sie stehen an der Spitze der Krankenstandsstatistiken. 80 % aller Erwachsenen leiden in der heutigen Zeit unter akuten oder langandauerden Rückenschmerzen. In Untersuchungen konnte festgestellt werden, dass für die Mehrzahl dieser Rückenleiden vorhandene oder erworbene muskuläre Schwächen verantwortlich sind und nur bei ca. 20 % der Befunde krankhafte (pathologische) Veränderungen vorliegen. Das muskuläre Ungleichgewicht ist demnach die häufigste Ursache für das Auftreten von Rückenproblemen.

Unser Körper ist mit Muskeln verspannt wie ein Boot mit Bootsmasten und Seilen. Ist eine Leine zu stark gespannt, muss die Gegenleine nachgeben, wodurch eine Dysbalance entsteht. Unser Muskelsystem reagiert auf die gleiche Art und Weise. Eine unökonomische Haltung wie hängende Schultern oder ein runder Rücken, einseitige Arbeitshaltungen und mangelnde Bewegung können es aus dem Gleichgewicht bringen. Eine ungesunde Haltung beansprucht den Bewegungsapparat stark, wobei der Einsatz der Wirbelsäule, Muskeln und Gelenke unökonomisch ist und allmählich zu Schmerzen, Bewegungsbehinderungen und schließlich zu degenerativen Veränderungen führt.

Umfangreiche Untersuchungen haben gezeigt, dass beim Menschen zwei unterschiedlich reagierende Muskelgruppen vorkommen. Man unterscheidet die in erster Linie zur Verkürzung neigenden Muskeln (posturale Muskeln) und die in erster Linie zur Abschwächung neigenden Muskeln (phasische Muskeln). In der Trainingspraxis sollten die Übungen dies immer berücksichtigen: Würde man nämlich zum Beispiel bei Rundrücken die Brustmuskulatur kräftigen, würde dies die Ausbildung des Rundrückens nur noch unterstützen. In diesem Fall müsste erst eine Zeit lang die Brustmuskulatur gedehnt werden, bevor an eine Kräftigung zu denken ist.

Die Übungsinhalte

In diesem Buch werden Übungsformen angeboten, die den gesamten Bewegungsapparat ansprechen. Hinzu kommen Übungen, die einzelne Muskelgruppen gezielt kräftigen oder dehnen. Zur Verhinderung von Rückenleiden genügt nicht allein ein harmonisches Muskelkorsett. Gleichsam ist es wichtig, seinen Alltag rückenschonend zu gestalten. Aus diesem Grund wird zum Einstieg in die Praxis eine kleine, allgemeine Verhaltensschule beschrieben. Auch hier ist es sinnvoll, das rückenfreundliche Verhalten erst einmal bewusst zu trainieren, bis es nach häufigem Wiederholen im Alltagsverhalten automatisiert wird.

Zu einer rückenbewussten Ganzkörpergymnastik gehört auch das rückenschonende Einnehmen der Ausgangspositionen. Aus diesem Grund zeigen zu Beginn des 3-Wochen-Programmes Bewegungsformen, wie man rückenfürsorglich von einer in die andere Ausgangsposition kommt.

Die gymnastischen Übungen im Hauptprogramm sind ganzheitlich aus den Bereichen Krankengymnastik – Sporttherapie – Sport zusammengestellt: Haltungsübungen, Dehnlagerungen, Übungen mit dem großen Gymnastikball, Übungen mit dem Thera-Band, Übungen mit dem eigenen Körpergewicht, Übungen zur Dehnung und Stemmführung. Das tägliche Übungsprogramm endet immer mit einer Dehnübung.

Im Anschluss an das Wochenprogramm folgen Erläuterungen sowie Übungen zur Eigenbehandlung von Rückenschmerzen und die hubfreien Übungen. Wie Sie auch unterwegs aufnahmebereit und fit bleiben, erfahren Sie im abschließenden Kapitel. Alle Übungen können ohne kostspielige Gerätschaft ungebunden und eigenständig ohne großen Aufwand zu Hause und unterwegs durchgeführt werden. Viel Vergnügen!

Allgemeine Grundsätze zur Durchführung des Übungsprogrammes

Handeln Sie nach dem Grundsatz „Was gut tut ist gut". Die Übungen dürfen keine Schmerzen bereiten oder verstärken.

Verzichten Sie bei akuten Schmerzen auf dynamische Übungen aus dem Hauptprogramm. Beschränken Sie sich in diesem Fall auf die Übungen in den Kapiteln „Eigenbehandlung von Rückenschmerzen" und „Hubfreie Übungen". Zusätzlich können Entspannungslagerungen die Schmerzen lindern.

Führen Sie die Bewegungen nicht ruckartig durch und halten Sie nie die Luft an. Vermeiden Sie die Pressatmung.

Bevorzugen Sie bei Muskelschwäche oder Überbeweglichkeit die stabilisierenden (kräftigenden) Übungen.

Bei Muskelverkürzungen bzw. einer gewissen Unbeweglichkeit sind am Anfang einer Trainingsperiode die dehnenden oder mobilisierenden Übungen zu empfehlen.

Trainingsprinzipien

	Übungsdauer	Wiederholungen	Serien
Dynamische Übungsformen	von Ausgangs- bis Endposition ca. 2–4 sec	5–20	1–3
Statische Übungsformen	Spannung 5–10 sec halten	5–8	1–3
Dehnübungen	Dehnung 30–50 sec halten	2–3	1

Orientieren Sie sich bei Beginn des Übungsprogrammes an der zuerst genannten Wiederholungszahl und steigern Sie sie mit der Zeit bis zur empfohlenen Angabe.

Wichtig: Übungen, die in diesem Buch nur eine Körperseite betreffend beschrieben sind, müssen selbstverständlich im Wechsel mit der anderen Körperseite ausgeführt werden.

Legen Sie zwischen den einzelnen Serien eine Pause von ca. einer Minute ein.

Die Übungsdauer beschränkt sich auf 10 Minuten um ein tägliches Training zu gewährleisten anstatt lange und selten zu üben.

Achten Sie auf eine gleichmäßige Atmung. Atmen Sie bei Anspannung aus, bei Entspannung, d.h. Zurückgehen in die Ausgangsposition ein.

Beginnen Sie am Ende des 3-Wochen-Programmes wieder von vorn.

Kleine Verhaltensschule
für den Alltag

Die alltägliche Arbeitsgestaltung sollte viele Bewegungsvariationen beinhalten um geistig und körperlich „bewegliches" Arbeiten zu ermöglichen. Die meisten Menschen arbeiten heutzutage den ganzen Tag im Sitzen. Diese einseitige Arbeitshaltung und häufig auch noch rückenbelastende Sitzgewohnheiten führen im Laufe der Zeit zu den unterschiedlichsten Rückenproblemen. Die Diagnose lautet dann oftmals pauschal „Wirbelsäulensyndrom". Dieser Begriff umschreibt ein allgemeines Volksleiden, ist nicht sehr aussagekräftig und zeigt, dass nicht genauer nach der Ursache der Schmerzen gesucht wurde. Leider werden die individuellen Gründe für die Krankheitsentstehung nur allzu selten untersucht. In der Fachsprache nennt man dies Anamnese, und die kommt oft zu kurz. Meist werden nur die Symptome behandelt, die aber dann nach kurzen Phasen der Linderung immer wieder quälend auftreten, wenn nicht die Ursache behandelt wird.

Unser Alltag bietet viele Möglichkeiten den Rücken nicht unnötig zu belasten, wenn man sein Verhalten und seine Haltung zu Gunsten des Rückens ein wenig verändert. Wie dies in der Praxis aussehen kann, das erklären die folgenden Ratschläge.

Strecken Sie im Alltag die Wirbelsäule immer wieder: Wenn wir die Menschen in unserer Umgebung beobachten, werden wir feststellen, dass die meisten mit einem krummen Rücken durchs Leben gehen. Diese Fehlhaltung führt nicht nur zu einer Überlastung der Wirbelsäule und der Muskulatur, sondern auch innere Organe werden in ihrer Funktion beeinträchtigt. Achten Sie auf eine gerade Haltung!

Sitzen Sie nicht statisch! Ändern Sie immer wieder Ihre Sitzposition. Sitzen Sie mal vorne auf der Stuhlkante, mal hinten an der Stuhllehne und denken Sie daran öfters aufzustehen, zum Beispiel während eines Telefonats. Auch das Arbeiten am Stehpult ist bei bestimmten Tätigkeiten eine willkommene Abwechslung für unseren Rücken.

Rückengerechtes Sitzen

Dass aufrechtes Sitzen den Rücken weniger belastet, ist jedem bekannt. Aber wie sitzt man aufrecht? Aufrechtes Sitzen bedeutet: Füße etwa hüftbreit auf dem Boden aufstellen, Becken nach vorn rollen und kippen, Brustkorb nach vorn oben anheben, Kinn etwas nach hinten bewegen (Halswirbelsäule strecken). Die Sitzhöhe ist so zu wählen, dass die Hüften höher als die Knie sind. Diese Sitzposition sollte nicht starr gehalten, aber immer wieder angestrebt werden. Um die aufrechte Sitzhaltung vor dem Fernseher bewusst zu üben, kann auf eine altbekannte, aber nicht veraltete Übung zurückgegriffen werden: Das Sitzen mit einem Stock. Nehmen Sie die aufrechte Sitzposition auf der Sofakante ein und halten Sie hinter dem Rücken einen Besenstiel, wobei die Handinnenflächen nach vorn zeigen. Dabei die Schultern nicht hochziehen, nicht verkrampfen und zwischendurch immer wieder entspannen. Hier die moderne Variante der Sitzkorrektur: Der Stab wird zwischen Bauch und Oberschenkel eingeklemmt und die Hände von hinten mit den Handinnenflächen nach vorn an den Stab gelegt.

Rückengerechtes Sitzen im Auto

Die Sitzhaltung beim Autofahren wird immer eine Kompromisslösung zwischen aufrechter Haltung und dem Sicherheitsfaktor des Anpressdruckes sein. Die Sitzfläche im Auto darf nicht zu weit nach hinten geneigt werden, damit das Gesäß nicht zu stark nach hinten rutscht und eine korrekte Stellung der Lendenwirbelsäule verhindert wird. Zudem würde eine übermäßige Neigung eine ungünstige Kopfstellung („Entenhals") und eine Fehlbelastung der Wirbelsäule hervorrufen. Die Kopfstütze ist so einzustellen, dass der Kopf in Verlängerung der Wirbelsäule angelehnt werden kann. Um eine mangelhafte Abstützung im Lendenwirbelsäulenbereich zu vermeiden, ist ein spezielles, kostengünstiges Auto-Lordosekissen empfehlenswert.

Alternative Sitzgelegenheiten

Ein so genannter Sitzkeil unterstützt die Beckenkippung nach vorn und erleichtert die aufrechte Sitzhaltung auf den Sitzbeinknochen. Diese hilfreiche Abwechslung für den sitzenden Alltag ermöglicht eine ausgewogene und energiesparende Muskeltätigkeit der Rumpfmuskulatur.

Der große Gymnastikball erleichtert ebenfalls die Beckenkippung nach vorn und unterstützt somit die Aufrichtung der Wirbelsäule während des Sitzens. Zusätzlich aktiviert die runde Form des Balles verschiedene Muskeln mehr oder weniger, da bei jeder Bewegung und Gewichtsverlagerung der Körperschwerpunkt neu ausbalanciert wird. Einzelne Muskeln ermüden dadurch weniger. Das Sitzen ist länger angenehm, weil minder statisch und dynamisch. Ein leichtes Federn zwischendurch bei aufrechter Wirbelsäule wirkt wie eine Massage und bringt nachlassende Konzentration rasch zurück. Dieses „Ballprinzip" haben Sitzmöbel-Designer übernommen und die unterschiedlichsten Sitzmöglichenkeiten geschaffen. Eine davon, der sog. „Move", ist ein Sattelsitz auf Kugelform und als Sitz- und Stehhilfe geeignet.

Auf jedem noch so rückenschädlich konstruierten Stuhl kann man rückenschonend sitzen, indem man den Stuhl umgekehrt benutzt. Gleichzeitig können die Arme auf der Rückenlehne abgelegt werden. Die muskuläre Haltearbeit wird reduziert, eine Entspannung ermöglicht.

Belastende Sitzgewohnheiten

Sitzen mit rundem Rücken kann kurzzeitig eine gewisse Entlastung der Rückenmuskulatur gewährleisten, stellt aber eine ungünstige Dauerhaltung dar und wird langfristig zur gesundheitlichen Belastung. Ähnliches gilt, wenn dabei noch ein Bein über das andere gelegt wird.

Rückenfreundliches Heben, Bücken, Tragen

Wer kennt nicht das Bild des „krummen Rückens", mit dem Getränkekästen oder Einkaufstaschen in den Kofferraum gehievt werden. Weil jeder „falsch" hebt, wird es als richtig angesehen und schon von den Kindern im Kindergartenalter falsch nachgeahmt. Ein runder Rücken und gestreckte Knie beim Hantieren mit Gewichten bedeutet immer eine enorme Mehrbelastung für den gesamten Rücken. Das Anheben von Gegenständen sollte immer mit einer Beugung in Hüft- und Kniegelenken bei gleichzeitiger Streckung der Wirbelsäule durchgeführt werden.

Vermeiden Sie Drehbewegungen bei gleichzeitigem Beugen und Heben
Drehbewegungen bei gleichzeitiger Beugestellung der Wirbelsäule und eventuell zusätzlicher Gewichtsbelastung, z. B. beim Anheben eines Koffers, sollten unbedingt vermieden werden. Durch eine ungünstige Hebelwirkung wird vor allem die Lendenwirbelsäule unvorteilhaft belastet. Diese auf Dauer schädigenden Bewegungen werden häufig unbewusst beim Beladen des Kofferraumes oder beim Anheben und Wegsetzen von Gegenständen praktiziert. Die Positionsveränderung eines Gegenstandes sollte über die Fußbewegung vorgenommen werden und nicht über eine Drehbewegung der Wirbelsäule. Also: Nah an den Gegenstand herangehen, Füße hüftbreit aufstellen, beim Tiefgehen die Knie- und Hüftgelenke beugen, das Gesäß etwas rausstrecken, die Wirbelsäule strecken und dabei aus-

atmen. Den Gegenstand nah am Körper tragen und Drehbewegungen nie über die Wirbelsäule, sondern wie ein „Roboter" stabil und aufrecht über das Umsetzen der Füße vornehmen.

Rückenfreundliches Hinlegen und Aufstehen

Schon am frühen Morgen kann man seinem Körper etwas Gutes tun, indem man das Bett weniger rückenbelastend verlässt. Dazu auf die Seite in Richtung Bettkante rollen, sich mit dem unten liegenden Unterarm und der oben liegenden Hand auf der Matratze abstützen. Während der Oberkörper „en bloc" aufgerichtet wird, werden gleichzeitig die Beine zum Boden gebracht. Aus dem Sitzen in Schrittstellung mit gestreckter Wirbelsäule zum Stehen kommen.

Zähneputzen

Anstatt ständig mit hängenden Schultern und rundem Rücken die Zähne zu putzen, kann mit dieser alltäglichen Tätigkeit folgende Übung verbunden werden: Füße hüftbreit aufsetzen, Vorfuß leicht nach außen öffnen, Knie etwas beugen, Gesäß ein wenig nach hinten rausstrecken (Becken nach vorn kippen), Brustbein nach vorn oben anheben, Kinn ein bisschen nach hinten nehmen (Kopf in Verlängerung der Wirbelsäule). In dieser Position während des Zähneputzens die Außenkante vom Vorfuß fest zum Boden drücken und das Gesäß anspannen. Nach dem Vorgang den Körper lockern und die Beine etwas ausschütteln.

Das 3-Wochen-Programm: Täglich 10 Minuten Gymnastik

Rückenschmerzen und andere Schmerzen können auftreten, wenn die Fehlbeanspruchung des Haltungs- und Bewegungsapparats einen gewissen Schwellenwert erreicht. Da der Schwellenwert häufig erst nach Jahren falscher Beanspruchung erreicht bzw. überschritten wird, weil unser Körper durch seine Flexibilität zunächst Fehler und Mängel kompensieren kann, wird die Ursache häufig nicht erkannt.

Zur Erhaltung eines gesunden und leistungsfähigen Bewegungsapparats ist sowohl eine gute Körperhaltung als auch regelmäßige Bewegung erforderlich. Monotones Verharren in einer aufrechten gesunden Haltung kann gleichsam zur Einsteifung der Motorik führen. Eine freie Beweglichkeit des ganzen Bewegungsgefüges ist die Voraussetzung für einen unbeschwerten Alltag. Sich regelmäßig genügend zu bewegen hat in unserer technisierten Welt enorm an Bedeutung gewonnen. Ohne die regelmäßige Bewegung aller Muskel-Gelenkeinheiten wird der Körper in seiner gesunden Funktion reduziert und beeinträchtigt.

Das folgende 3-Wochen-Programm bietet Ihnen mit vielseitigen Übungen die Möglichkeit den gesamten Bewegungsapparat durchzubewegen, zu dehnen und zu kräftigen. Das Wichtigste ist das tägliche Üben um den negativen Beeinträchtigungen im Alltag erfolgreich zu begegnen. Ein Tagesprogramm erreicht eine noch größere Wirksamkeit, wenn es zwei- bis dreimal durchgeführt wird. Wer sich die Zeit dazu freudvoll nehmen kann, wird ein noch höheres Wohlbefinden erreichen. Da bekanntlich die Dosis über die Wirkung entscheidet, sollte man es aber nicht übertreiben und sich an die Vorgaben in Kapitel „Allgemeine Grundsätze" auf S. 8–9 halten. Üben Sie nach dem Motto „beginne nie aufzuhören und höre nie auf zu beginnen".

Tag 1

Ziel der Positionswechsel: Verbesserung der Körperstatik, Vermeidung unnötiger Belastung der Wirbelsäule.

1. Vom Stand in die Rückenlage, von der Rückenlage zum Stand:
Setzen Sie im aufrechten Stand einen Fuß mit dem Fußrücken auf und schieben Sie diesen zum einbeinigen Kniestand nach hinten. Zie-

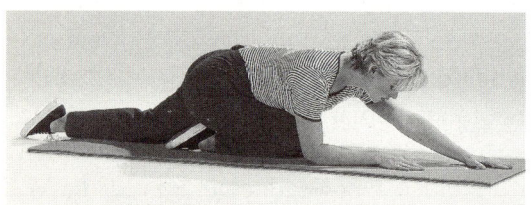

hen Sie das vordere Bein unter den Körper nach hinten. Senken Sie nun den Oberkörper wie einen Block und setzen Sie die Hände schulterbreit zum stabilen Vierfüßlerstand auf. Strecken Sie gleichzeitig den Arm und das Bein einer Körperhälfte, stabilisieren Sie dabei die Wirbelsäule (siehe Abbildung oben). Kommen Sie langsam auf dem gestreckten Arm und Bein in die stabile Seitlage (siehe Abbildung rechts). Die oben liegenden Extremitäten sind noch gebeugt und werden

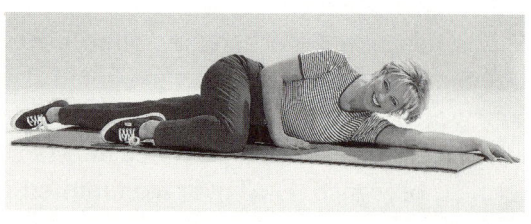

während der Drehung in die Rückenlage gestreckt. Mit der Umkehrung des Übungsverlaufes erreicht man wieder den Stand. Stützen Sie beim Hochkommen aus dem Vierfüßlerstand zum Schluss die Arme auf die Oberschenkel.

2. Aus der Rückenlage in die Bauchlage: In der Rückenlage sind beide Beine und Arme am Boden gestreckt. Beugen Sie ein Bein recht-

winklig in Hüft- und Kniegelenk, heben Sie den gleichseitigen Arm an, der gebeugte Ellenbogen zeigt zum Oberschenkel. Halten Sie die Hand stützbereit (siehe Ab-

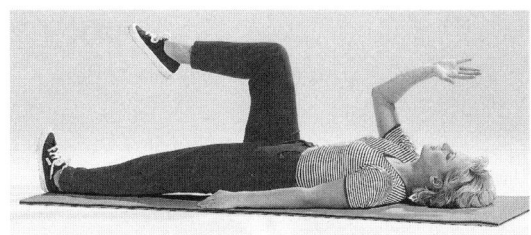

bildung oben). Drehen Sie sich über die gestreckte Seite zum Boden, bis die stützende Hand den Oberkörper stabilisiert (siehe Abbildung

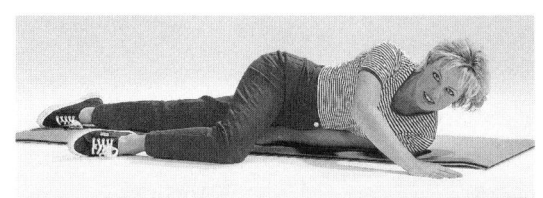

links). Mit der weiteren Drehung die Hand und das Bein bis zum Erreichen der Bauchlage am Boden ausstrecken.

3. Aus der Rückenlage zum Sitz: Beugen Sie in der gestreckten Rückenlage ein Bein leicht rechtwinklig in Hüft- und Kniegelenk. Beugen Sie den gleichseitigen Arm, der Ellenbogen zeigt zum Oberschenkel, die Hand stützbereit ausrichten. Drehen Sie sich auf die gestreckte Körperseite, bis die obere Hand stützt und beugen Sie gleichzeitig das unten liegende Bein, bis beide Beine parallel sind. Strecken Sie langsam die stützende Hand, sodass der Oberkörper über die Seite wie ein Block aufgerichtet wird. Die andere Hand stützt mit (siehe Abbildung rechts).

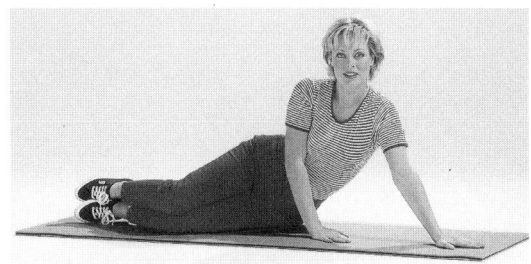

4. Aus der Bauchlage in die Rückenlage: Drehen Sie sich langsam aus der gestreckten Bauchlage mit Beginn der Beugung eines Armes und Beines der gleichen Körperhälfte über die gestreckte Seite zum Boden (siehe Abbildung unten). Strecken Sie dabei den oben liegenden Arm und das oben liegende Bein.

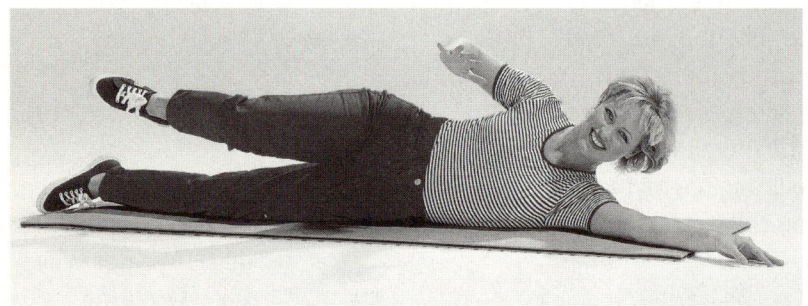

5. Dehnlagerung in Rückenlage: Unterlagern Sie den Rücken zwischen Gesäß und Schulterblättern mit einem Kissen oder einer Handtuchrolle, die Beine sind bequem gespreizt, die Arme neben dem Kopf abgelegt. Atmen Sie ruhig und gleichmäßig. 2 bis 3 Minuten in dieser Stellung entspannen.
Wirkung: Unterstützung der Haltungskorrektur durch Dehnung der vorderen Rumpfmuskulatur

Tag 2

1. Stand: Schwingen Sie die Arme im Wechsel hoch und tief. Mit dem Armschwung nach oben den Körper aufrichten und strecken, aber nicht überstrecken. Den Oberkörper beim Tiefschwingen locker mitnehmen, Knie leicht anbeugen (siehe Abbildung rechts).
Wirkung: Lösen von Muskeln des Rumpfes und von Zwangshaltungen des Körpers.

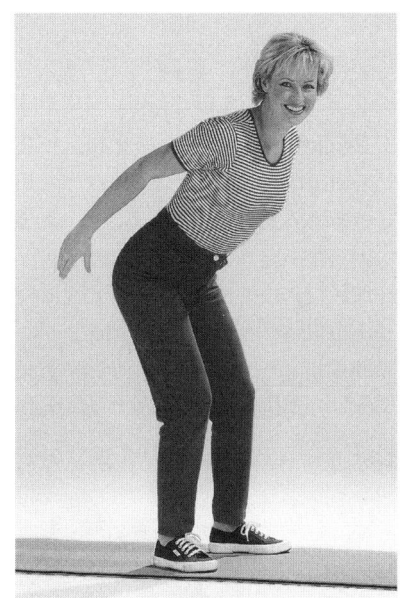

2. Vierfüßler-Stand: Die Hände sind unterhalb der Schultern aufgesetzt, die Wirbelsäule ist gestreckt, der Kopf befindet sich in Verlängerung der Wirbelsäule. Drücken Sie abwechselnd diagonal die rechte bzw. die linke Hand und das linke bzw. das rechte Bein gegen den Boden.
Wirkung: Stabilisierung, Kräftigung der Schultergürtel- sowie der Rückenmuskulatur.

3. Rückenlage: Fersen aufgestellt, Zehen hochgezogen, Arme seitlich gestreckt am Boden, Handballen aufgesetzt, Handinnenflächen zeigen nach vorn. Spannen Sie die Fersen und Handballen gegen den Boden, atmen Sie dabei aus, lösen Sie die Spannung und atmen ein.
Wirkung: Ganzkörperkräftigung.

4. Dehnlagerung in Rückenlage (siehe Seite 18).

Tag 3

1. Rückenlage: Fersen aufgestellt, Zehen hochgezogen, Arme seitlich, Handinnenflächen zeigen nach oben. Rollen Sie das Becken abwechselnd nach vorn oben, sodass zwischen Unterlage und Lendenwirbelsäule eine Lücke entsteht (siehe Abbildung unten), und nach hinten unten, sodass die Lücke zwischen Unterlage und Lendenwirbelsäule völlig verschwindet. Am Ende der Übung die ideale Mittelstellung einnehmen und erspüren.
Wirkung: Bewusstmachen der aufrechten Haltung, Mobilisation.

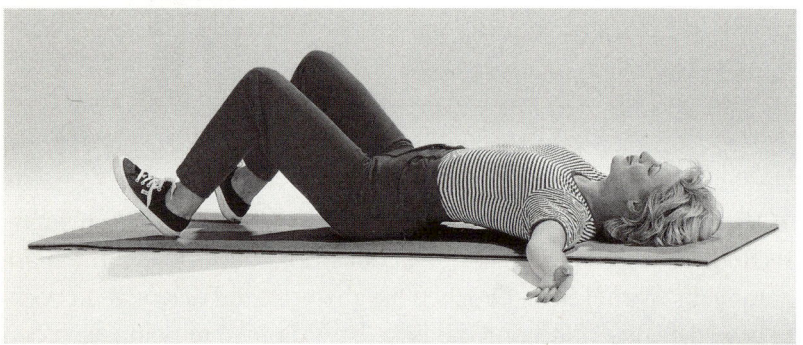

2. Rückenlage: Knie gebeugt, Fersen stützen auf einen großen Gymnastikball. Drücken Sie abwechselnd die rechte/linke Ferse stärker in den Ball. Den Oberkörper dabei stabilisieren.
Wirkung: Stabilisation, Kräftigung der Oberkörper- und Beinmuskulatur, Koordinationsschulung.

3. Bauchlage: Knie gestreckt, Zehen aufgesetzt, Arme nach vorn gestreckt. Strecken Sie abwechselnd diagonal den rechten/linken Arm und das linke/rechte Bein ein wenig in Richtung Decke (siehe Abbildung unten). Den Kopf knapp über der Unterlage in Verlängerung der Wirbelsäule halten.
Wirkung: Kräftigung der Rückenmuskulatur.

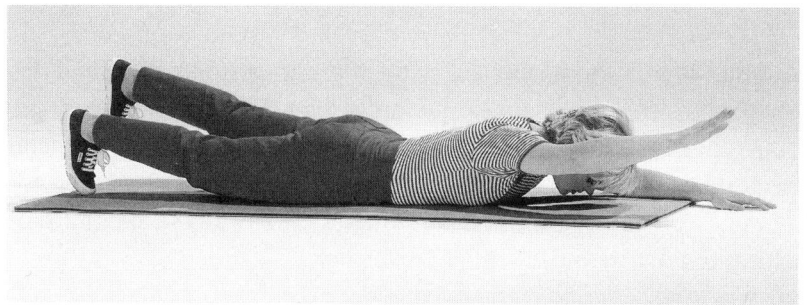

4. Dehnlagerung in Rückenlage: Unterlagern Sie den Rücken zwischen Gesäß und Schulterblättern mit einem Kissen oder einer Handtuchrolle, die Beine sind bequem gespreizt, die Arme neben dem Kopf abgelegt. Atmen Sie ruhig und gleichmäßig. 2 bis 3 Minuten in dieser Stellung entspannen.
Wirkung: Unterstützung der Haltungskorrektur durch Dehnung der vorderen Rumpfmuskulatur

Tag 4

1. Rückenlage: Arme leicht gebeugt neben dem Kopf, Beine ange-
stellt. Ziehen Sie die Beine zur Brust an und führen Sie langsam die
Füße zur Ausgangsstelllung bei gebeugten Kniegelenken zurück.
Wirkung: Kräftigung der Bauchmuskulatur, Stabilisation des Beckens.

2. Seitenlage: Oberkörper auf den Unterarm gestützt, die Hand des
oberen Armes ist vor dem Körper aufgesetzt. Die Knie sind leicht gebeugt, der Oberkörper und die Oberschenkel bilden eine Linie. Heben und senken Sie das Becken (siehe Abbildung unten). Achten Sie
darauf, durch ausreichende Spannung in Gesäß- und Bauchmuskulatur nicht mit dem Becken auszuweichen.
Wirkung: Stabilisation von Rumpf und Becken.

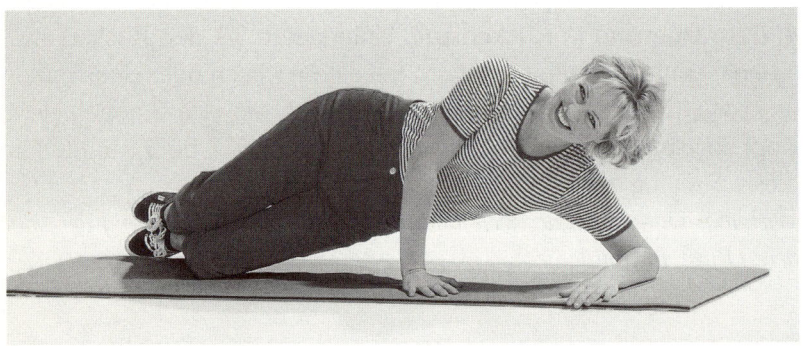

3. Knien vor dem großen Gymnastikball: Legen Sie die Hände bei
gestreckten Armen V-förmig auf den Ball und richten Sie denOber-
körper parallel zum Boden aus. Spannen Sie den Oberkörper zwischen den Armen ohne zu wippen.
*Wirkung: Dehnung der Brustmuskulatur, Dehnung der Schultergürtel-
muskulatur, Entspannung.*

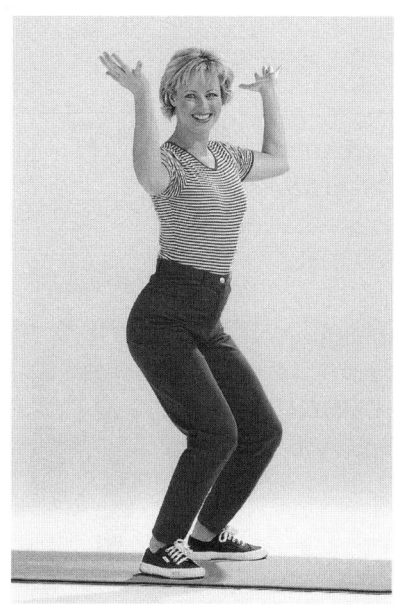

4. Stand: Die Füße sind etwas mehr als hüftbreit aufgesetzt, leicht nach außen geöffnet. Becken, Brustkorb und Kopf sind auf einer Linie übereinander geordnet, die Wirbelsäule ist gestreckt, der Oberkörper ist leicht nach vorn geneigt. Die Arme sind in U-Haltung nach oben gestreckt, die Finger gespreizt, die Handinnenflächen zeigen zur

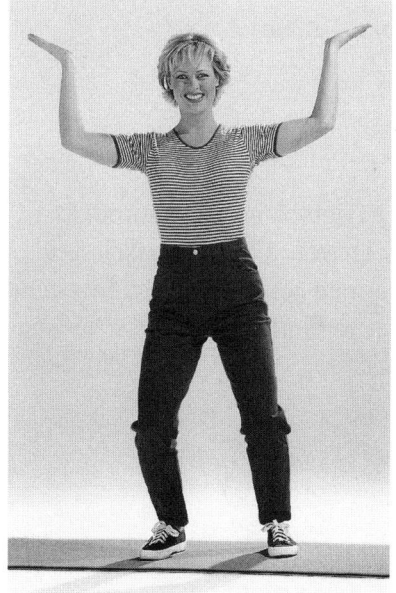

Decke, so als trage man ein Tablett (siehe Abbildung oben). Beugen und strecken Sie nun kontrolliert die Knie, die über die Fußspitzen wandern (siehe Abbildung rechts). Vermeiden Sie eine Überstreckung der Knie.

Wirkung: Stabilisation und Aufrichtung der Wirbelsäule, Kräftigung der Oberschenkelmuskulatur und der aufrichtenden Muskulatur.

Tag 5

1. Stand: Füße leicht nach außen geöffnet hüftbreit aufgesetzt, aufrechter Oberkörper ein wenig nach vorn geneigt. Ziehen Sie das Thera-Band hinter dem Kopf in die Diagonale, d.h. im Wechsel die rechte/linke Hand nach oben bewegen (siehe Abbildung rechts).
Wirkung: Aufrichtung, Stabilisation der Wirbelsäule, Kräftigung der Schultergürtel- und Armmuskulatur.

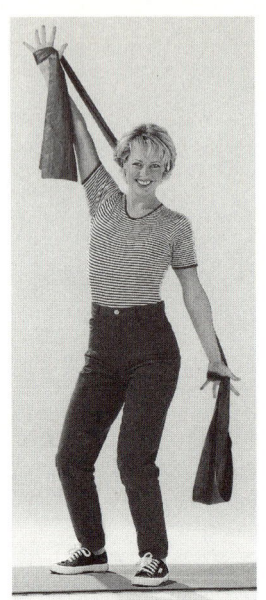

2. Tiefer Vierfüßlerstand: Der Oberkörper ist auf den hüftbreit aufgesetzten Unterschenkeln und den schulterbreit aufgesetzten Unterarmen gestützt. Heben Sie ein Bein ohne die Beugung im Kniegelenk zu verändern, bis in die Verlängerung der Wirbelsäule an (siehe Abbildung unten). Das Bein bleibt während des Übens ohne Bodenkontakt und wird erst nach mehreren Wiederholungen auf den Boden abgesetzt.
Wirkung: Stabilisation der Wirbelsäule, Kräftigung der Gesäß- und hinteren Oberschenkelmuskulatur.

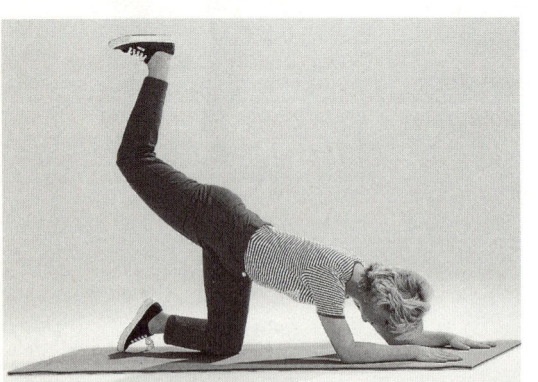

24

3. Rückenlage: Füße aufgestellt. Legen Sie den rechten Fuß auf das linke Knie, das rechte Knie zeigt zur Seite. Bewegen Sie mit beiden Händen den linken Oberschenkel in Richtung linke Schulter, bis ein Ziehen im rechten Gesäßmuskel zu spüren ist. Der linke Fuß löst sich vom Boden (siehe Abbildung unten).
Wirkung: Dehnung der Gesäß- und unteren Rückenmuskulatur.

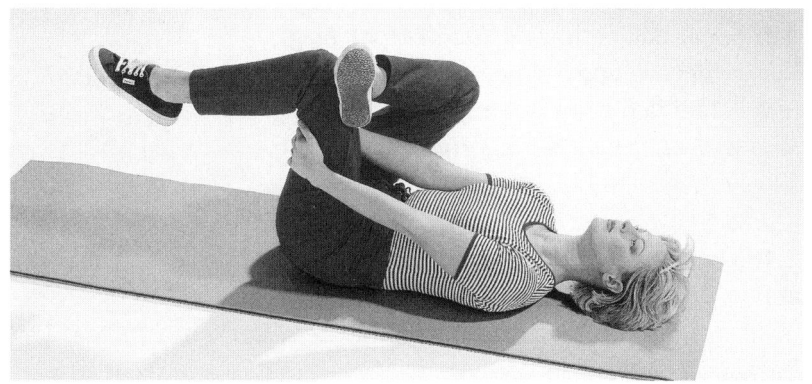

4. Rückenlage: Der Rücken ist zwischen Gesäß und Schulterblättern mit einem Handtuch oder kleinen Kissen unterlagert. Die Arme liegen neben dem Kopf, die Beine sind angezogen. Legen Sie in dieser Position beide Knie zur gleichen Seite ab.
Wirkung: Dehnung der vorderen Rumpfmuskulatur.

Tag 6

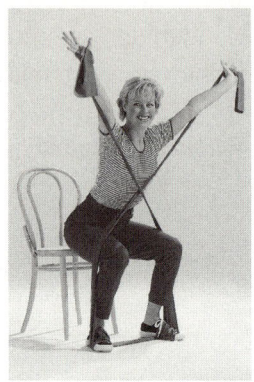

1. Aufrechter Sitz mit Thera-Band: Schlingen Sie das Thera-Band jeweils um den Vorfuß und über Kreuz um den Handballen. Ziehen Sie es mit beiden Händen nach oben über den Kopf, der gestreckte Oberkörper neigt sich leicht nach vorn (siehe Abbildung rechts) und richtet sich beim Lösen wieder auf.
Wirkung: Kräftigung der aufrichtenden Muskulatur.

2. Rückenlage: Die Beine sind aufgestellt, die Arme liegen entspannt auf der Matte. Stellen Sie sich vor, Ihr Becken liegt auf einem Zifferblatt, das Sie Stunde um Stunde mit dem Becken abgehen. Das Becken ist nie ganz in der Luft. Die Bauchmuskulatur nicht anspannen und darauf achten, dass der Atem frei fließt. Machen Sie diese Übung, bis sich ein Rhythmus einstellt und gelöstes Üben möglich ist.
Wirkung: Verbesserung der Beweglichkeit im Becken und der Lendenwirbelsäule, Vertiefung der Atmung, Wahrnehmung des Beckens.

3. Aufrechter Sitz auf dem Gymnastikball: Die Hüften sind höher als die Knie, die Füße sind beckenbreit und V-förmig aufgestellt, die Fersen stehen unter den Knien oder leicht davor, die Arme sind auf dem Oberschenkel abgelegt. Achten Sie auf eine aufrechte Haltung, indem Sie den Kopf, den Brustkorb und das Becken in die Körperlängsachse einreihen. Der Scheitelpunkt zieht Sie imaginär nach oben. Fangen Sie nun an langsam zu hopsen. Dabei hält der Po Ballkontakt und die Füße Bodenkontakt. Der Abstand zwischen Bauchnabel und Brustbeinspitze soll gleich bleiben, d.h. Brustkorb beim Hopsen nicht fallen lassen. Das Tempo ist bei 120 Hopser pro Minute ideal. Variationen: Hopsen mit Füßen überkreuz; sitzendes Gehen, indem im

Wechsel die Fersen angehoben werden und schließlich die Füße völlig vom Boden gelöst werden; Arme im Ellenbogengelenk schnell nach unten/oben bewegen (Hackbewegung).
Wirkung: Stabilisation, Koordinationsschulung.

4. Stand: Die Füße sind hüftbreit aufgesetzt und nach vorn gerichtet, die Arme hängen locker herab, der Bauch ist nicht angespannt, die Atmung geht frei, das Gewicht ist auf beiden Füßen gleichmäßig verteilt. Rollen Sie von der Halswirbelsäule aus langsam Wirbel für Wirbel die gesamte Wirbelsäule ab (siehe Abbildung rechts). Die Arme bleiben ganz locker. Ist die Wirbelsäule abgerollt, beugen Sie die Knie und öffnen Sie diese nach außen, sodass der Oberkörper zwischen den Beinen locker hängen kann (siehe Abbildung unten). Entspannen Sie am Anfang etwa über 12 Atemzüge, später länger. Achten Sie darauf, dass Kopf und Bauch gelöst sind und die Hände sich nicht abstützen. Lassen Sie den Atem bis in den Beckenbereich fließen. Mit einer leichten Kniestreckung und

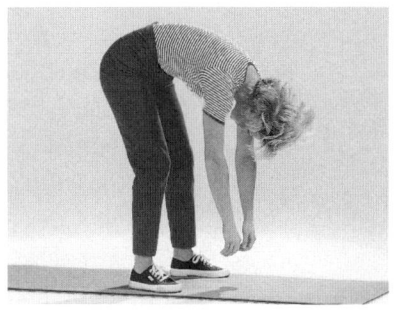

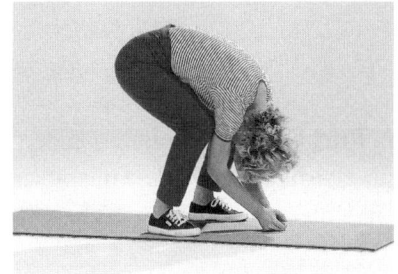

Schaukelbewegung des Steißbeines nach vorn oben rollen Sie Wirbel für Wirbel zur Ausgangsstellung zurück, der Kopf kommt zum Schluss.
Wirkung: Verbesserung der Beweglichkeit und Durchblutung im Rücken, Vertiefung der Atmung in den Becken-Bauch-Raum, Lockerung der Muskulatur im gesamten Beckenbereich, natürliche Dehnung der Rückenmuskulatur, Dehnung der Meridian-Punkte (Energiepunkte der Akupunktur).

Tag 7

1. Stand: Die Wirbelsäule ist gestreckt, die Knie sind etwas gebeugt. Verlagern Sie das Gewicht auf ein Bein, stellen Sie das andere zurück, stemmen Sie den Arm der gleichen

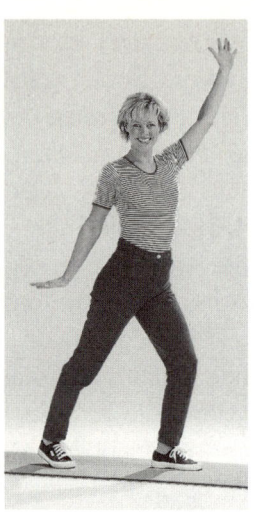

Seite nach unten, heben Sie den anderen Arm hoch (siehe Abbildung rechts). Dann das Knie des zurückgestellten Beines und den Ellenbo-

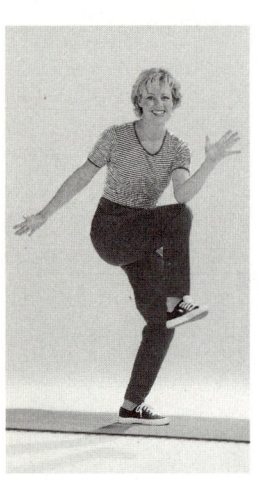

gen des angehobenen Armes vor dem Körper diagonal zusammenführen (siehe Abbildung links) und rhythmisch wechseln.

Wirkung: Unterstützung der Haltungskorrektur, Ganzkörperstabilisierung, Stabilisierung und Kräftigung des Standbeines.

2. Rückenlage: Die Beine liegen etwa hüftbreit am Boden, die Knie sind leicht gebeugt, die Fußspitzen maximal hochgezogen. Beugen Sie ein Knie an und stemmen Sie diagonal mit der Hand gegen das Knie.

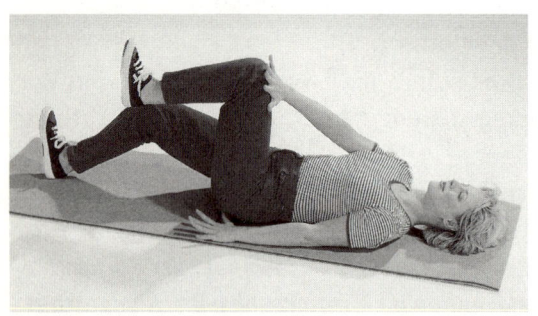

Das andere Handgelenk und die Ferse des anderen Beines stemmen in den Boden (siehe Abbildung links).

Wirkung: Kräftigung der schrägen Bauchmuskulatur.

3. Seitenlage: Kopf, Schultern und Gesäß liegen auf einer Linie, die untere Hand liegt unter dem Kopf, die Beine sind gestreckt, die Zehen gerade noch sichtbar. Ziehen Sie die Füße hoch, stemmen sie die oben liegende Hand in den Boden, schieben Sie den Kopf nach oben raus und ziehen Sie die Schulterblätter nach hinten unten. Heben Sie das obere Bein ab und halten Sie es in der Luft, während Sie einige Male den Fuß strecken und hochziehen (siehe Abbildung unten).
Wirkung: Ganzkörperstabilisation.

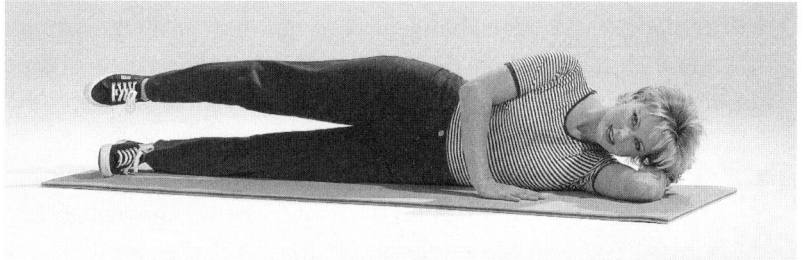

4. Rückenlage: Die Arme und Beine sind gestreckt. Beginnen Sie langsam beide Arme und Beine zur gleichen Seite hin über den Boden zu schieben, bis Sie seitlich eine Flankendehnung spüren (siehe Abbildung unten). Das Becken und die Schultern bleiben am Boden liegen, ohne auszuweichen.
Wirkung: Flankendehnung.

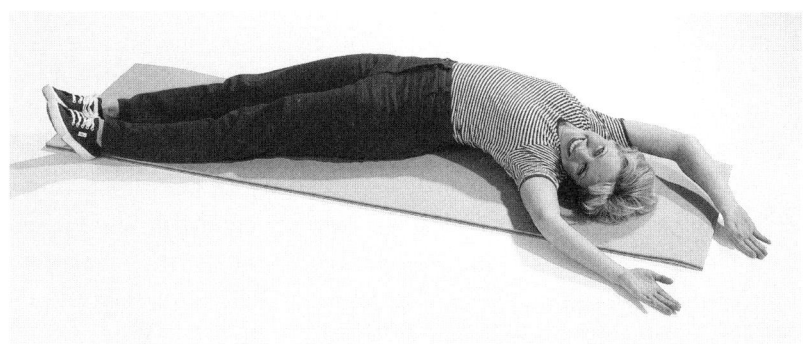

Tag 8

1. Aufrechter Sitz auf dem Gymnastikball: Arme in V-Stellung nach oben strecken. Verlagern Sie das Gewicht leicht nach vorn und lösen es vom Ball, d.h. ein wenig aufstehen, wieder hinsetzen. Halten Sie die ganze Zeit Kontakt zum Ball, damit er nicht wegrollen kann.
Wirkung: Kräftigung der aufrichtenden Muskulatur.

2. Rückenlage: Die Unterschenkel liegen auf dem großen Gymnastikball oder einem Hocker, die Hände sind am Hinterkopf übereinandergelegt, die Ellenbogen zeigen zur Seite. Heben Sie Kopf und Schultergürtel nach oben Richtung Decke an und senken Sie sie wieder. Drücken Sie den Kopf etwas gegen die Handinnenflächen nach hinten unten um ein Vorschieben vom Kinn zu vermeiden und legen Sie ihn erst wieder am Ende der Übung am Boden ab.
Wirkung: Kräftigung der geraden Bauchmuskulatur.

3. Vierfüßlerstand: Heben und senken Sie diagonal einen Arm und das Gegenbein zur Seite, wobei im Ellenbogen- und Kniegelenk ein Win- 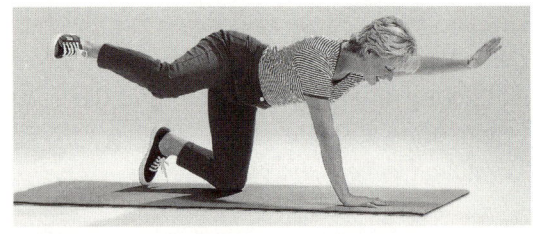 kel von 90° beibehalten wird. Versuchen Sie ruhig zu stehen.
Wirkung: Kräftigung der Schulter-, Rücken- und Gesäßmuskulatur, Stabilisierung.

4. Stand: Stellen Sie sich mit dem Rücken vor einen Türrahmen, die Knie sind leicht gebeugt. Strecken Sie die Arme V-förmig nach hinten oben und berühren Sie den Türrahmen (kein Hohlkreuz!).
Wirkung: Dehnung der Brust- und Bauchmuskulatur

Tag 9

1. Seitenlage: Beide Beine sind zunächst angebeugt, der Kopf in Verlängerung der Wirbelsäule auf dem gestreckten unteren Arm abgelegt. Die obere Hand stützt vor dem Brustkorb fest in den Boden. Strecken Sie das obere Bein, das untere Bein bleibt gebeugt, löst sich aber vom Boden. Richten Sie den Blick mit einer leichten Drehung des Kopfes zur Schulter (siehe Abbildung unten).
Wirkung: Kräftigung der Rumpfmuskulatur.

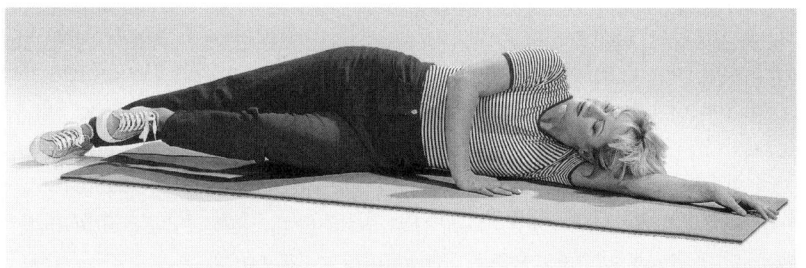

2. Legen Sie sich mit dem Bauch und den Oberschenkeln auf den großen Gymnastikball oder über eine gepolsterte Sofalehne: Die Hände sind seitlich vom Körper auf dem Boden aufgesetzt. Beugen und strecken Sie die Arme und bewegen Sie den Oberkörper dabei wie ein Block.
Wirkung: Kräftigung der Schultergürtelmuskulatur und rumpfstabilisierenden Muskulatur.

3. Legen Sie sich mit dem Bauch auf den großen Gymnastikball oder über einen Stuhl und lassen Sie sich einfach hängen. Versuchen Sie mit der Ausatmung noch mehr loszulassen.
Wirkung: Entspannung.

4. Dehnlagerung in Rückenlage (siehe Seite 18).

Tag 10

1. Sitz auf der Ecke eines Tisches: Die Füße sind in einer bequemen Grätschstellung aufgestellt, die Füße stehen senkrecht unter den Knien. Ordnen Sie, wie in vorherigen Übungen bereits gelernt, das Becken, den Brustkorb und den Kopf auf die Körperlängsachse, also übereinander ein. Lassen Sie dabei Ihren Bauch nach vorne „plumpsen". Neigen Sie sich aus dieser Ausgangsstellung wie ein Block etwas nach vorn und über die Mittelstellung nach hinten ohne die genannten Körperabschnitte gegeneinander zu verschieben. Versuchen Sie beim Vorneigen die Anspannung der vorderen Rumpfmuskulatur und beim Zurückneigen die der hinteren zu spüren. Probieren Sie zum Schluss der Übung den Punkt herauszufinden, wo keine Muskelaktivität vorhanden ist. Dies entspricht der ökonomischen (d.h. nur so viel Energie wie nötig und so viel wie erforderlich) Sitzhaltung.
Wirkung: Dynamische Stabilisation der Brustwirbelsäule, Bewusstmachung bzw. Finden der ökonomischen Sitzhaltung, Kräftigung.

2. Bauchlage: Die Beine sind leicht gespreizt, die Füße hochgezogen, die Arme nach vorn gestreckt, die Hände zur Faust geballt, wobei die Handinnenflächen zueinander zeigen. Heben Sie die Arme etwas vom Boden ab und „trommeln" Sie. Nehmen Sie dabei nicht den Kopf in den Nacken. Steigerung: Auch die gestreckten Beine trommeln leicht zum Boden.
Wirkung: Kräftigung der Rückenmuskulatur.

3. Rückenlage: Die Beine liegen etwa hüftbreit, die Knie sind leicht gebeugt, die Fußspitzen sind maximal hochgezogen. Drücken Sie die Fersen in die Unterlage, heben Sie die Arme etwas an, ziehen Sie die Hände im Handgelenk maximal hoch, Finger und Ellenbogen sind leicht gebeugt. Der Kopf wird ein bisschen angehoben, das Kinn herangezogen. Stemmen Sie nun von den Schultern aus ganz fest in die

Handgelenke gegen einen gedachten Widerstand und von der Hüfte aus in die Fersen, ohne dass diese den Ort verändern. Wenn Sie zu große Schwierigkeiten haben den Kopf zu halten, können Sie ihn auf einem Kissen ablegen, sodass die Halswirbelsäule gestreckt ist. Variation: Ein Arm wandert langsam hinter den Kopf und stemmt nach oben. Während die Arme wechseln bleibt die Spannung erhalten.
Wirkung: Kräftigung der gesamten Rumpfmuskulatur.

4. Rückenlage: Ziehen Sie langsam die Knie mit den Armen zur Brust, bis ein Dehngefühl in der unteren Rückenmuskulatur spürbar ist. Das Gesäß darf sich bei dieser Übung leicht vom Boden lösen. Stützen Sie Ihren Kopf mit einem Kissen, falls sich dieser nicht in der Verlängerung der Wirbelsäule befindet (bei Rundrücken und Halswirbelsäulenfehlstellungen).
Wirkung: Dehnung der Rückenmuskulatur im Lendenwirbelsäulenbereich.

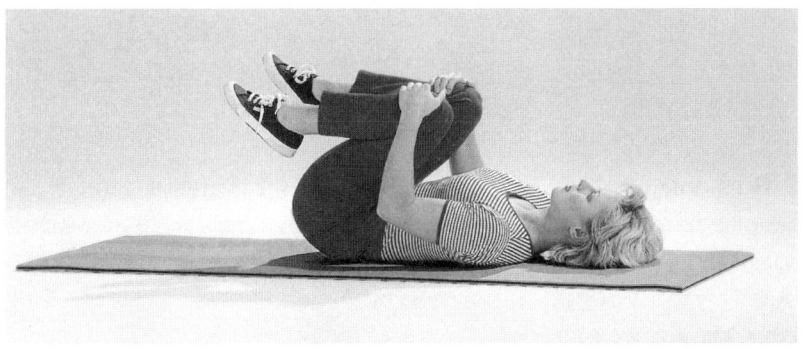

Tag 11

1. Seitenlage: Beide Knie sind angebeugt, der untere Arm ist am Boden nach oben gestreckt, die obere Hand stützt vor dem Brustkorb. In dieser Position die Wirbelsäule gut einstellen, das heißt Becken, Brustkorb und Kopf auf einer Linie stabilisieren. Nun in der Luft abwechselnd ein Bein strecken und wieder beugen, indem die Ferse Richtung Gesäß kommt (siehe Abbildung unten). Nur die Beine bewegen sich.
Wirkung: Kräftigung der Rumpfmuskulatur.

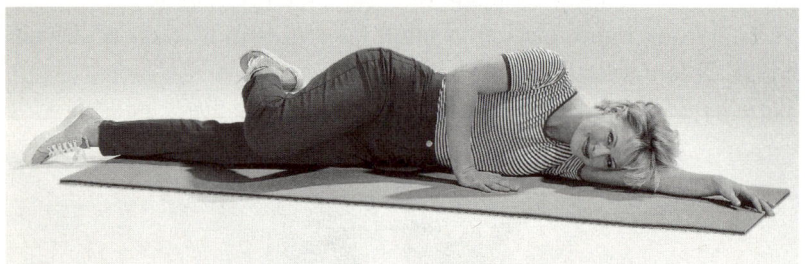

2. Rückenlage: Beide Beine sind angestellt, die Arme waagrecht zur Seite abgelegt. Lassen Sie die Knie stehen und ziehen Sie eine Hand so gut es geht zur anderen Hand, wobei der Oberkörper mitgeht (siehe Abbildung rechts).
Wirkung: Verbesserung der Beweglichkeit.

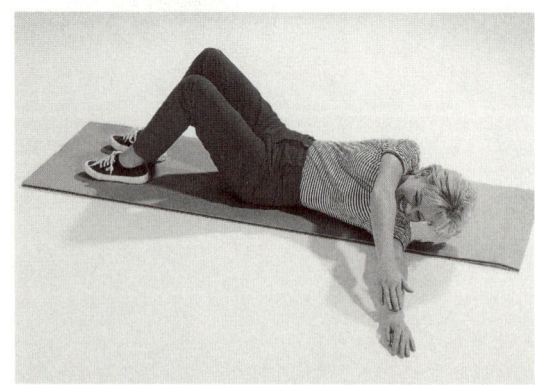

34

3. Tiefer Vierfüßlerstand: Strecken Sie ein Bein und den seitengleichen Arm aus und ziehen Sie sie weit zur anderen Seite herüber (siehe Abbildung unten).
Wirkung: Flankendehnung, Förderung der Beweglichkeit.

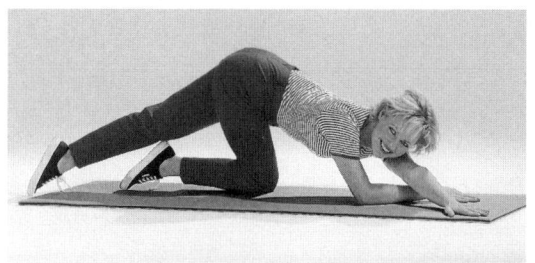

4. Stand vor einem Stuhl: Legen Sie ein Bein mit der Ferse auf den Stuhl. Der Oberkörper bleibt aufrecht, die Wirbelsäule gestreckt, die Hände können auf dem Oberschenkel locker abgelegt werden. Neigen Sie den Oberkörper mit dem Becken nach vorn, bis Sie auf der Oberschenkelrückseite ein Ziehen spüren (siehe Abbildung rechts). Vermeiden Sie auf jeden Fall einen runden Rücken.
Wirkung: Dehnung der Muskulatur auf der Rückseite des Beines.

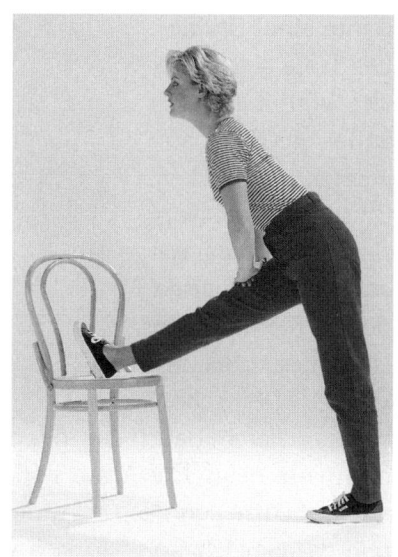

Tag 12

1. Bauchlage: Die Beine sind leicht gespreizt, die Füße hochgezogen, die Arme nach vorn gestreckt, die Handinnenflächen zeigen zueinander. Heben Sie die Arme etwas vom Boden ab um sie abwechselnd zu beugen und zu strecken. Nehmen Sie dabei nicht den Kopf in den Nacken. Zur Steigerung können auch die gestreckten Beine leicht vom Boden abgehoben werden.
Wirkung: Kräftigung der Rückenmuskulatur.

2. Sitz auf einem Hocker oder der Kante eines Stuhles: Die Füße sind mehr als hüftbreit nach außen geöffnet aufgesetzt, Becken, Brustkorb und Kopf sind übereinander auf einer Linie ausgerichtet. Klemmen Sie einen Besenstiel zwischen Oberschen-

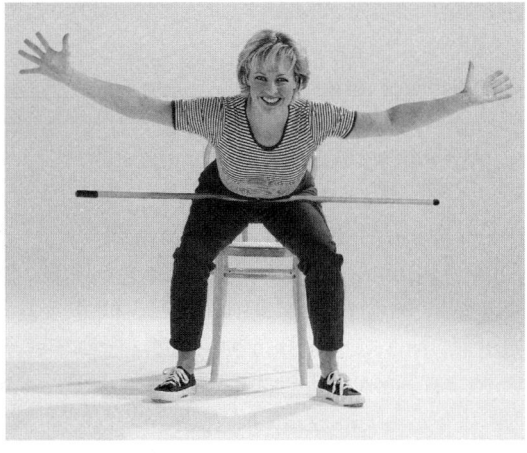

keln und tiefem Bauch ein, indem sich der Oberkörper wie ein Block nach vorn neigt. Die Arme sind seitlich leicht gebeugt, die Handinnenflächen zeigen nach vorn und berühren den Stiel. Verlagern Sie nun das Gewicht so weit nach vorn, dass Sie sich vom Stuhl lösen können, ohne den Stiel zu verlieren. Strecken Sie gleichzeitig die Arme nach oben am Kopf vorbei, die Ellenbogen leicht gebeugt, die Handinnenflächen zeigen zueinander (siehe Abbildung oben).
Wirkung: Kräftigung der aufrichtenden Muskulatur und der Beinmuskulatur, Stabilisierung, Bewusstmachung der aufrechten Haltung.

3. Rückenlage: Die Knie sind gebeugt, die Füße hochgezogen, die Hände liegen im Nacken übereinander gefaltet am Boden. Zunächst rechtes, dann linkes Bein zum Bauch anziehen und schließlich zur Decke strecken, die Zehen zum Gesicht hin ziehen.

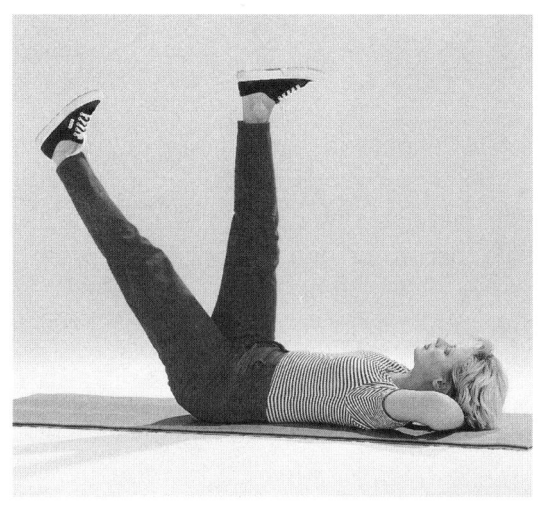

In dieser Grundhaltung die Beine scheren und schließen (siehe Abbildung oben). Variation: Mit geschlossenen Beinen kleine Kreise nach rechts und links beschreiben.
Wirkung: Kräftigung der Bauchmuskulatur.

4. Tiefer Vierfüßlerstand mit gestreckten Armen: Ein Bein am Boden nach hinten strecken und rausziehen und den gleichseitigen Arm verstärkt nach vorn rausziehen (siehe Abbildung unten).
Wirkung: Ganzkörperdehnung.

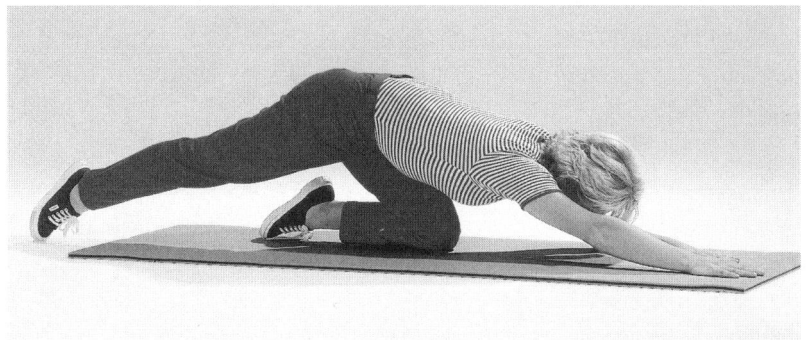

Tag 13

1. Sitz auf dem Boden: Die Knie sind gebeugt, die Fersen am Boden etwa hüftbreit aufgesetzt, die Zehen hochgezogen. Halten Sie sich mit

den Händen unterhalb der Knie und ziehen Sie sich in die aufrechte Haltung nach oben (siehe Abbildung rechts oben).

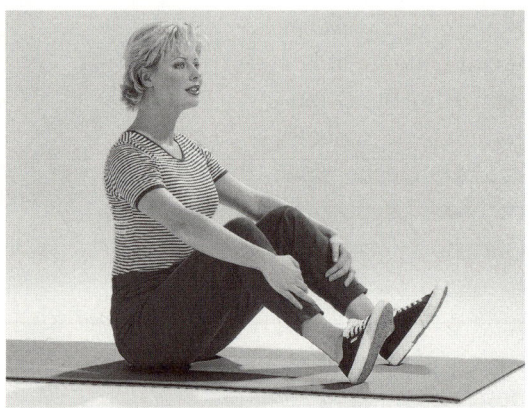

Versuchen Sie Becken, Brustkorb und Kopf übereinander auf eine Linie auszurichten. Runden Sie mit dem Lösen der Spannung die Wirbelsäule (siehe Abbildung rechts unten) und ziehen Sie sich wieder hoch.

Wirkung: Kräftigung der oberen Rückenmuskulatur, Aufrichten der Brustwirbelsäule und des Beckens.

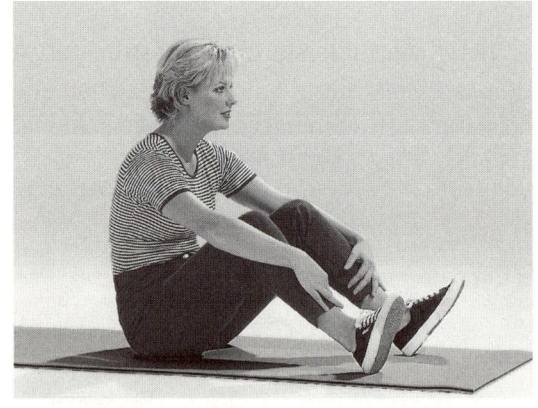

2. Tiefer Vierfüßlerstand: Strecken Sie die Arme am Boden ein Stück nach vorn und heben Sie abwechselnd den linken/rechten Arm gestreckt an, wobei der Daumen zur Decke zeigt (siehe Abbildung unten).
Wirkung: Kräftigung der Arm- und Schultermuskulatur.

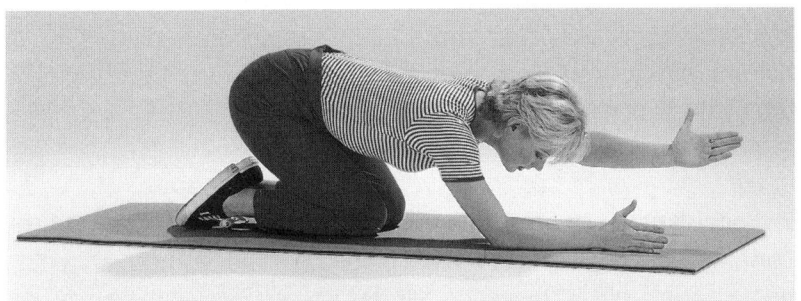

3. Stand: Die Füße sind hüftbreit aufgestellt, die Knie locker, der Oberkörper aufgerichtet. Schwingen Sie die Arme vor dem Körper parallel nach rechts und links. Der Oberkörper geht mit der Bewegung mit (siehe Abbildung rechts). Vermeiden Sie einen Rundrücken.
Wirkung: Verbesserung der allgemeinen Durchblutung, Lockerung.

4. Stand: Die Füße sind hüftbreit aufgesetzt, die Wirbelsäule aufrecht, das Brustbein bewusst nach vorn oben angehoben. Bewegen Sie den Kopf langsam nach vorn unten, bis Sie ein Ziehen im Nacken spüren. Verändern Sie dabei nicht die Schulter- oder Brustkorbhaltung.
Wirkung: Dehnung der Nackenmuskulatur.

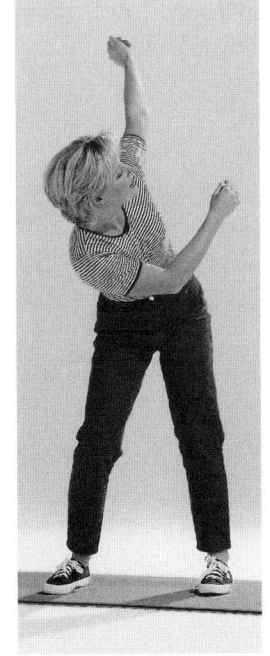

Tag 14

1. Rückenlage: Die Knie sind gebeugt, die Füße hochgezogen, die Hände liegen im Nacken übereinander gefaltet am Boden. Zunächst rechtes, dann linkes Bein zum Bauch anziehen und schließlich zur Decke strecken, die Zehen zum Gesicht hin ziehen. In dieser Grundhaltung mit gestreckten Beinen nach rechts, in die Mitte und nach links „marschieren".
Wirkung: Kräftigung der Bauchmuskulatur.

2. Seitenlage: In der Seitenlage bilden die Schulter, Hüfte und der Fußknöchel eine Linie. Heben Sie beide Beine ab. Während das obere Bein ruhig bleibt, bewegen Sie das untere Bein etwas hoch und runter (siehe Abbildung unten).
Wirkung: Kräftigung der Innenseite der Oberschenkelmuskukaltur (Adduktoren).

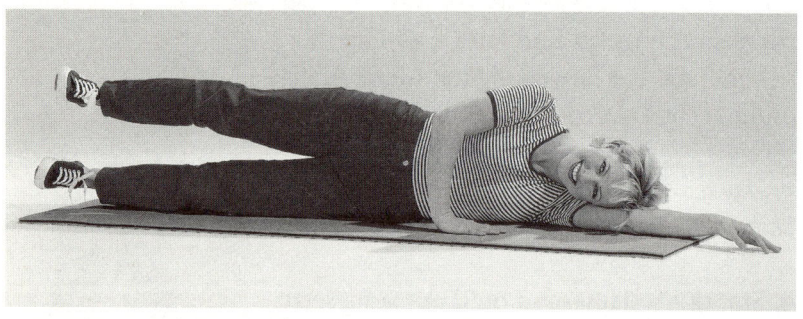

3. Fersensitz: Machen Sie sich am Boden so klein wie möglich (Päckchenhaltung), die Stirn liegt auf den übereinander gefalteten Händen (siehe Abbildung rechts). Versuchen Sie alle Anspannung loszulassen.

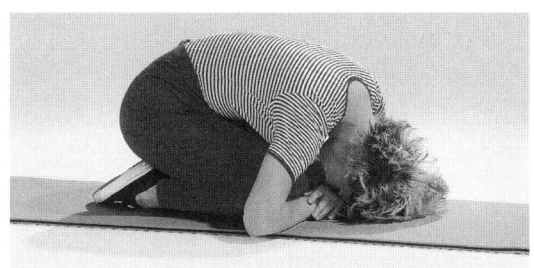

Wirkung: Entspannung, leichte Dehnung der hinteren Rumpfmuskulatur.

4. Stand: Die Füße sind hüftbreit aufgestellt, die Knie locker, der Oberkörper aufgerichtet, die Arme hängen locker. Drehen Sie die Daumen nach hinten außen und bewegen Sie die Hände/Arme so weit es geht hinter dem Körper zusammen (siehe Abbildung rechts). Achten Sie darauf, dass der Kopf in Verlängerung der Wirbelsäule bleibt.

Wirkung: Dehnung der Brust- und Bauchmuskulatur.

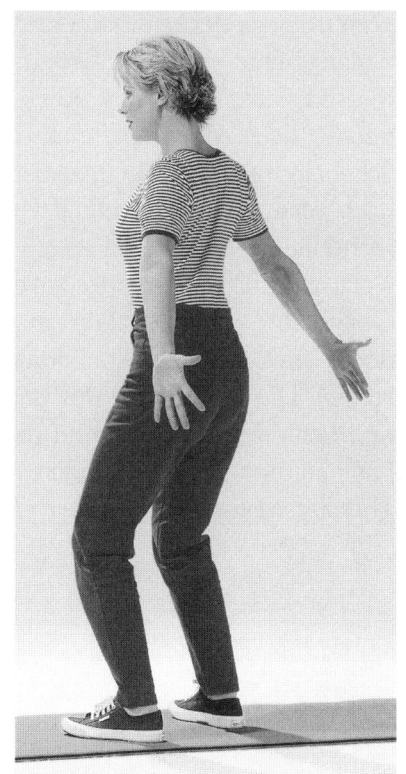

Tag 15

1. Sitz auf dem Pezzi-Ball: Die Hüften sind etwas höher als die Knie, die Füße sind beckenbreit und leicht geöffnet aufgestellt. Die Fersen stehen unter den Knien oder leicht davor. Achten Sie auf eine aufrechte Haltung, indem Sie den Kopf, den Brustkorb und das Becken in die Körperlängsachse einreihen. Die Arme sind auf dem Brustkorb gebeugt und überkreuzt. Der Scheitelpunkt zieht Sie imaginär nach oben. Der Ball rollt nach rechts/links. Dabei verliert abwechselnd die rechte oder linke Gesäßhälfte den Kontakt mit dem Ball (siehe Abbildung

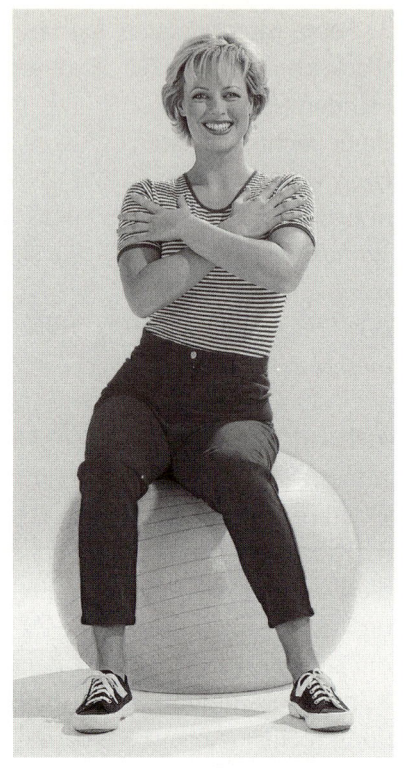

rechts). Die Längsachse des Brustkorbes bleibt aufrecht eingestellt und verändert sich während der Bewegung nicht. Der Druck der Füße auf den Boden verändert sich nicht.

Wirkung: Mobilisation im unteren Rückenbereich.

2. Seitenlage mit Stütz auf den Unterarm: Die Beine liegen übereinander. Die oben liegende Hand stützt vor dem Oberkörper. Bauen Sie eine Oberkörperspannung auf und spreizen Sie das oben liegende Bein zur Decke ab, wobei die Ferse zur Decke zeigt. Gleichzeitig wird der obere Arm mit leichter Beugung im Ellenbogen und gespreizten Fingern über den Kopf geführt (siehe Abbildung unten). *Wirkung: Kräftigung der Gesäß- und Schultergürtelmuskulatur.*

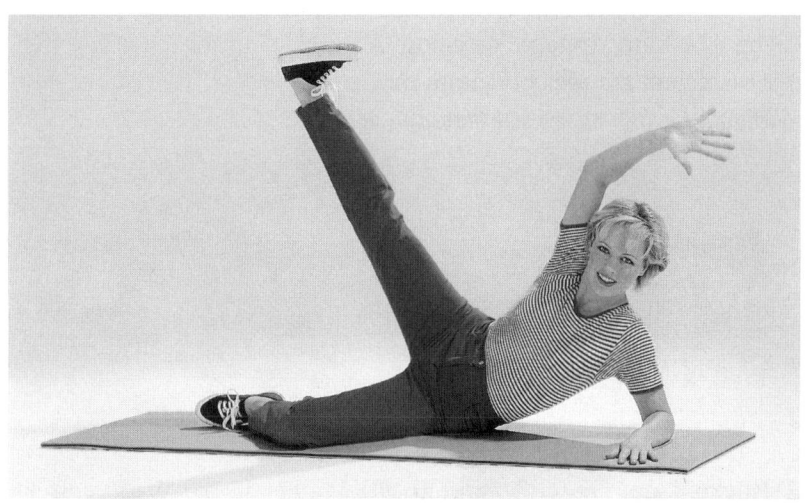

3. Dehnlagerung in Rückenlage: Der Rücken ist zwischen Gesäß und Schulterblättern mit einem Kissen oder einer Handtuchrolle unterlagert. Die Arme sind neben dem Kopf abgelegt, die Beine angebeugt, die Fußsohlen aneinandergestellt. Lassen Sie die die Knie langsam nach außen sinken. Atmen Sie ruhig und gleichmäßig. Entspannen Sie 2 bis 3 Minuten in dieser Stellung. Variation: Bauen Sie zusätzlich eine leichte Spannung auf, indem Sie die Schultern auf den Boden drücken und die Schulterblätter Richtung Gesäß ziehen. Halten Sie diese Spannung einige Sekunden, dann lösen Sie sie.
Wirkung: Unterstützung der Haltungskorrektur durch Dehnung der vorderen Rumpfmuskulatur.

Tag 16

1. Bauchlage mit Thera-Band um den Handballen: Die Zehenspitzen sind aufgestellt, die Knie gestreckt, die Arme liegen am Boden, das Band ist leicht über dem Kopf gespannt. Spannen Sie das Gesäß an, ziehen Sie die Schulterblätter Richtung Gesäß und heben Sie Kopf und Arme an. Das Thera-Band wird ein wenig auseinandergezogen (siehe Abbildung unten). Variation: Abwechselnd seitlich aufdrehen, der Kopf geht zur gleichen Seite mit.
Wirkung: Kräftigung der Rückenmuskulatur.

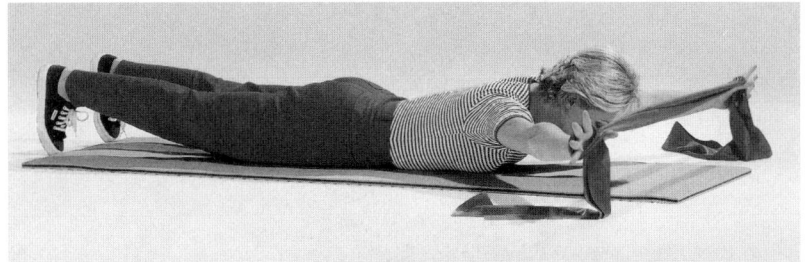

2. Rückenlage: Die Füße sind im 90°-Winkel an die Wand gestellt, die Hände liegen im Nacken übereinander. Heben Sie Kopf und Schultergürtel nur soweit zur Decke an, dass das Becken stets Bodenkontakt behält. Holen Sie während der Übung keinen Schwung.
Wirkung: Kräftigung der geraden Bauchmuskulatur.

3. Aufrechter Stand: Die Füße sind hüftbreit aufgesetzt. Schließen Sie die Augen, gehen Sie auf die Zehenspitzen hoch, strecken Sie gleichzeitig die Arme nach oben über den Kopf und gehen wieder tief.
Wirkung: Koordinationsschulung, Kräftigung der rückwärtigen Bein- und Gesäßmuskulatur.

4. Rückenlage: Ziehen Sie die Knie an den Oberkörper heran und umfassen die Unterschenkel mit beiden Händen. Gleichzeitig führen Sie die Nase Richtung Knie (siehe Abbildung unten). Anschließend den Körper am Boden strecken.

Wirkung: Mobilisation der Lendenwirbelsäule, Dehnung der Gesäß- und Rückenmuskulatur.

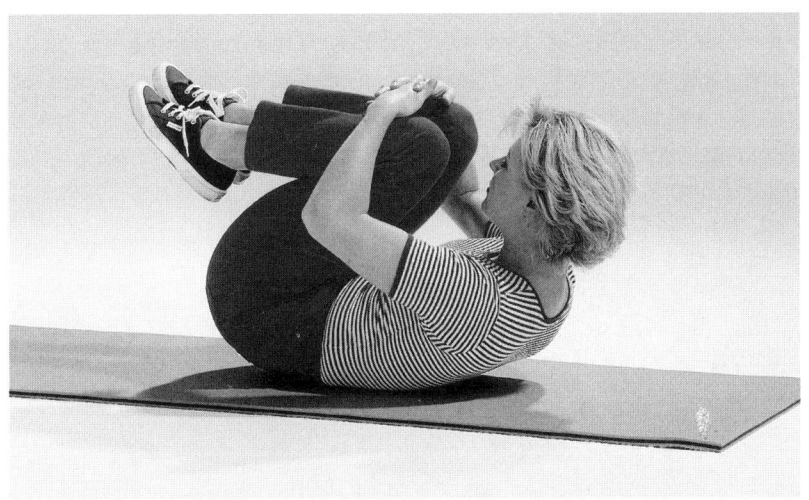

Tag 17

1. Bauchlage auf dem großen Gymnastikball (oder auf einem Stuhl): Die Oberschenkel umklammern den Ball, der Brustkorb ist ohne Ballkontakt, die Arme sind seitlich gebeugt. Strecken und beugen Sie die Arme über dem Kopf (siehe Abbildung unten). Variationen: Die Hände über dem Kopf im Bogen zusammenführen; einen Arm nach vorn strecken, den anderen seitlich nach unten, wobei die Hände im Handgelenk hochgezogen werden.

Wirkung: Stabilisation der Wirbelsäule, Kräftigung der hinteren Rumpfmuskulatur, Koordinationsschulung.

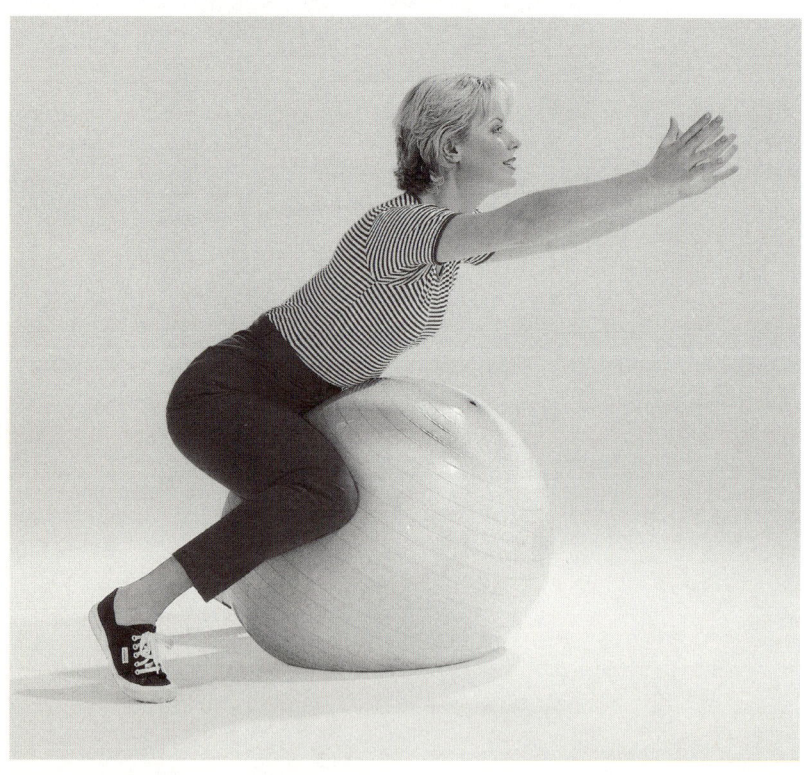

2. Rückenlage: Rechtes Bein beugen und mit den Händen umfassen. Drücken Sie die Ferse des gestreckten Beines gegen die Unterlage (siehe Abbildung unten). Bei kräftigem Druck hebt das Gesäß von der Unterlage ab.
Wirkung: Kräftigung der rückseitigen Oberschenkelmuskulatur.

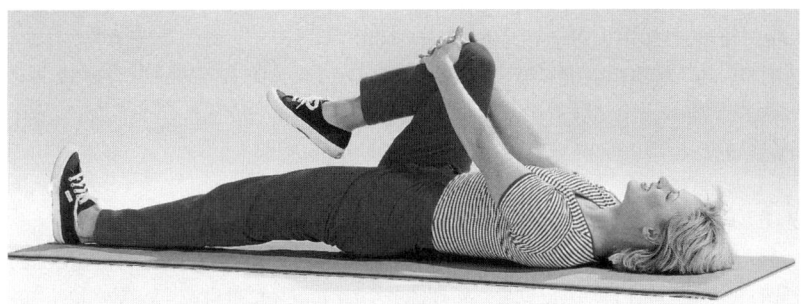

3. Grätschsitz: Ein Bein ist nach innen gebeugt. Bewegen Sie den gestreckten Oberkörper und die Arme in Richtung des gestreckten Beines. Vermeiden Sie es dabei einen Rundrücken zu machen (siehe Abbildung unten).
Wirkung: Dehnung der unteren Rückenmuskulatur und der rückseitigen Oberschenkelmuskulatur.

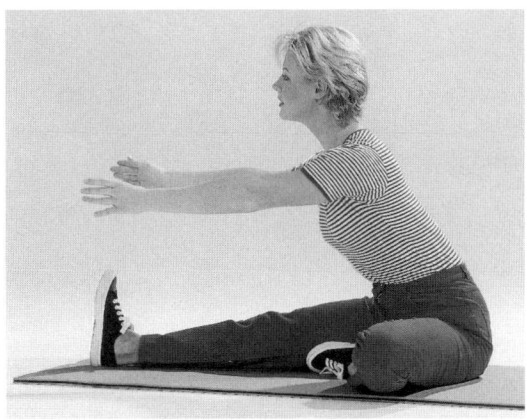

Tag 18

1. Seitenlage mit Thera-Band um die Oberschenkel: Der Oberkörper ist auf dem Unterarm abgestützt, die Beine liegen übereinander. Die oben liegende Hand stützt vor dem Oberkörper. Bauen Sie eine Oberkörperspannung auf und spreizen Sie das oben liegende Bein gegen die Spannung des Bandes zur Decke ab, wobei die Ferse zur Decke zeigt.
Wirkung: Kräftigung der Gesäßmuskulatur.

2. Rückenlage: Beine sind gebeugt, Fersen aufgesetzt, die Hände liegen hinter dem Kopf verschränkt, die Ellenbogen zeigen zur Decke. Heben Sie den Oberkörper gerade vom Boden ab und bewegen Sie die Ellenbogen dabei in Richtung Decke (siehe Abbildung unten). Die Füße behalten Bodenkontakt.
Wirkung: Kräftigung der oberen Bauchmuskulatur.

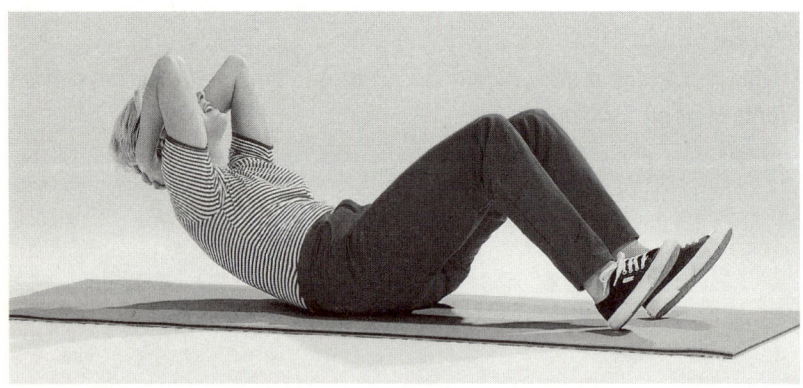

3. Bauchlage auf dem großen Gymnastikball: Legen Sie sich so auf den Gymnastikball, dass Hände und Füße den Boden berühren. Strecken Sie abwechselnd diagonal einen Arm und ein Bein (siehe Abbildung unten).
Wirkung: Kräftigung der Rückenmuskulatur, Koordinationsschulung.

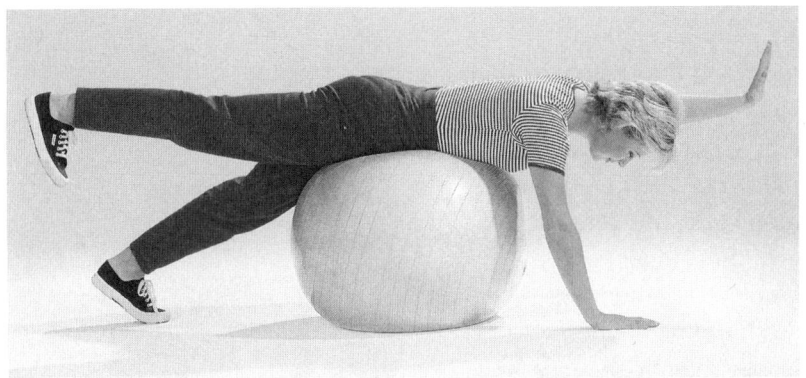

4. Stand: Stellen Sie sich mit dem Rücken an eine Wand. Die Fersen, das Gesäß, der Schultergürtelbereich und der Hinterkopf berühren die Wand. Die Arme hängen seitlich, die Händinnenflächen zeigen nach vorne.
Wirkung: Dehnung der Brust- und Bauchmuskulatur.

Tag 19

1. Sitz mit Thera-Band: Verknoten Sie die Enden des Thera-Bandes miteinander oder verwenden Sie einen entsprechenden Clip. Stellen Sie sich etwas mehr als hüftbreit auf das Band und halten Sie bei aufrechtem Oberkörper das Band zwischen Daumen und Zeigefinger, die Finger sind gespreizt. Ziehen Sie das Band nach oben, bis die Ellenbogen in einem Winkel von etwa 90° gebeugt sind (siehe Abbildung rechts). Steigerung: Kommen Sie zusätzlich vom Sitzen zum halben Stand durch leichte Streckung der Kniegelenke.
Wirkung: Ganzkörperkräftigung.

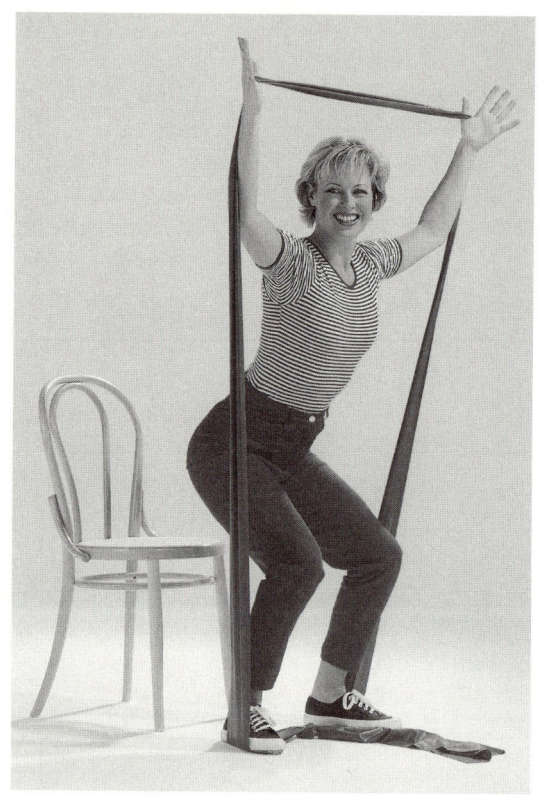

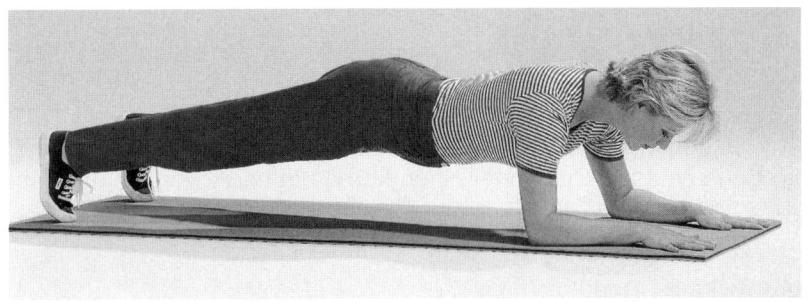

2. Bauchlage: Die Unterarme sind aufgestützt und die Zehenspitzen aufgestellt. Bauen Sie eine Spannung von Armen, Beinen, Gesäß und Rücken auf, halten Sie diese Spannung und heben Sie die Beine und den Bauch von der Unterlage ab (siehe Abbildung oben). Steigerung: Auf den Zehenspitzen oder/und Unterarmen laufen.
Wirkung: Kräftigung der Rücken- und Bauchmuskulatur.

3. Stand: Stellen Sie sich gegrätscht vor eine Wand. Die Arme sind an der Wand nach oben gestreckt. Rutschen Sie mit einem Bein zur Seite hin tiefer, bis Sie auf der Innenseite des Oberschenkels ein Ziehen spüren. Spannen Sie gleichzeitig mit dem Brustbein Richtung Wand.
Wirkung: Dehnung der Brustmuskulatur sowie der Muskulatur im Schulterbereich und der Oberschenkelinnenseite.

Tag 20

1. Vierfüßlerstand mit gestreckten Armen: Knien Sie sich vor den großen Gymnastikball (oder einen Stuhl) hin und legen Sie die Hän-

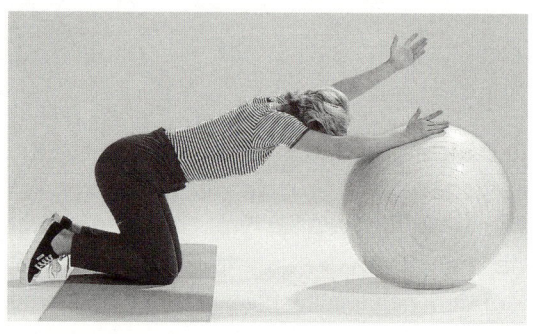

de, Daumen zur Decke gerichtet, mit gestreckten Armen auf den Ball. Der Oberkörper ist parallel zum Boden ausgerichtet, der Kopf in Verlängerung der Wirbelsäule. Heben Sie nun abwechselnd einen Arm vom Ball ab (siehe Abbildung oben). Variation: Heben Sie einen Arm ab, führen ihn seitlich zum Körper, der Daumen zeigt zur Decke und schauen Sie zu dieser Seite.

Wirkung: Kräftigung der Rücken-, Arm- und Schultermuskulatur, Dehnung der Brustmuskulatur.

2. Sitz mit gestreckten Beinen und aufgestützten Händen hinter dem Gesäß: Beugen Sie etwas die Beine und setzen Sie die Fersen

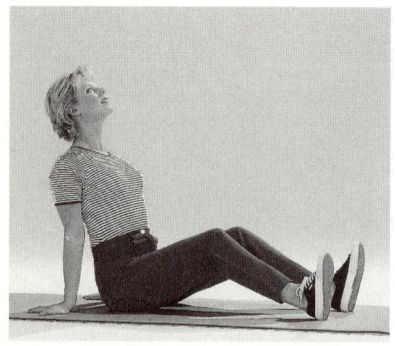 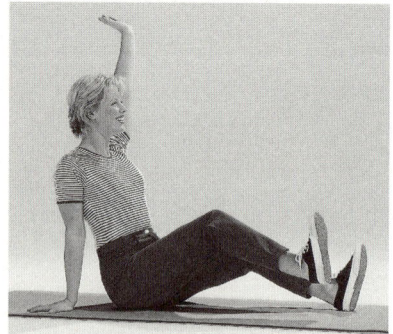

auf, ziehen Sie die Zehen nach oben. Strecken Sie nun die Arme und heben Sie den Brustkorb nach vorn oben an, der Kopf befindet sich nach wie vor in Verlängerung der Wirbelsäule (siehe Abbildung links unten auf Seite 52). Strecken Sie dann aus dieser Grundhaltung heraus einen Arm am Kopf vorbei nach oben hinten und lösen Sie diagonal dazu den Fuß vom Boden (siehe Abbildung rechts unten auf Seite 52). Steigerung: Beide Arme gleichzeitig nach oben hinten strecken, Füße halten dabei Bodenkontakt.

Wirkung: Kräftigung der aufrichtenden Muskulatur, der Oberschenkel- und Rückenmuskulatur.

3. Sitz auf der Stuhlkante: Spreizen Sie ein Bein zur Seite ab, die Füße stehen parallel. Lassen Sie den seitengleichen Arm auf dem Bein in Richtung Unterschenkel gleiten. Strecken Sie den Gegenarm über den Kopf zur Seite und nehmen Sie dabei den Oberkörper leicht mit (siehe Abbildung rechts).

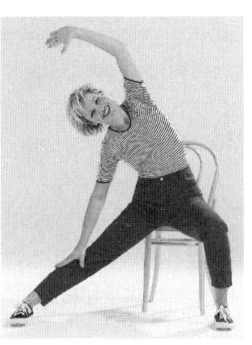

Wirkung: Dehnung der Muskulatur auf der Innenseite der Oberschenkel und Flankendehnung.

4. Stand vor einem Stuhl: Setzen Sie einen Fuß auf einen Stuhl, die

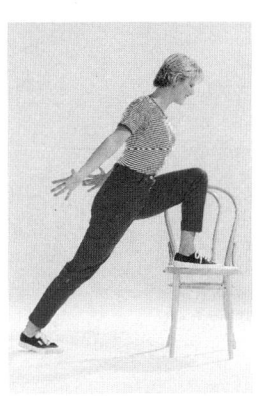

Fußspitzen zeigen nach vorne, beugen Sie das Knie, so als würden Sie einen großen Schritt machen. Das andere Bein ist gestreckt. Spannen Sie die Arme seitlich nach hinten und das Brustbein nach vorn oben, die Handinnenflächen zeigen nach vorn. Gehen Sie gleichzeitig tief in den Schritt (siehe Abbildung links). Kippen Sie dabei das Becken nach vorn.

Wirkung: Dehnung der Brust- und Bauchmuskulatur und Wadenmuskulatur des Standbeines.

Tag 21

1. Sitz mit Thera-Band: Die Enden des Thera-Bandes sind verknotet oder mit dem Clip befestigt. Stellen Sie sich mit einem Fuß in das Band und halten es mit der diagonalen Hand zwischen Daumen und Zeigefinger. Nehmen Sie nun die Grundhaltung im aufrechten Sitz ein, d.h. Füße weit öffnen und etwas aufdrehen, Becken nach vorne kippen, Brustkorb nach vorn oben anheben, Kopf in Verlängerung der Wirbelsäule. Ziehen Sie das Band diagonal nach oben, bis im Ellenbogengelenk ein 90°-Winkel sichtbar wird. Die Finger sind nach hinten gespreizt, die Hand führt die Bewegung. Der freie Arm ist seitlich hinten gestreckt, wobei auch hier die Hand mit gespreizten Fingern nach hinten spannt.
Wirkung: Kräftigung der aufrichtenden Rumpfmuskulatur.

2. Rückenlage mit aufgestellten Beinen: Die Arme liegen seitlich am Körper. Heben Sie erst das Gesäß an, dann den Rücken, bis die Knie, Becken und Oberkörper eine Linie bilden (siehe Abbildung unten). Halten Sie die Spannung kurz. Legen Sie sich wieder hin, indem Sie von oben beginnend die Wirbelsäule abrollen.
Wirkung: Kräftigung der Gesäß- und der gesamten Rumpfmuskulatur.

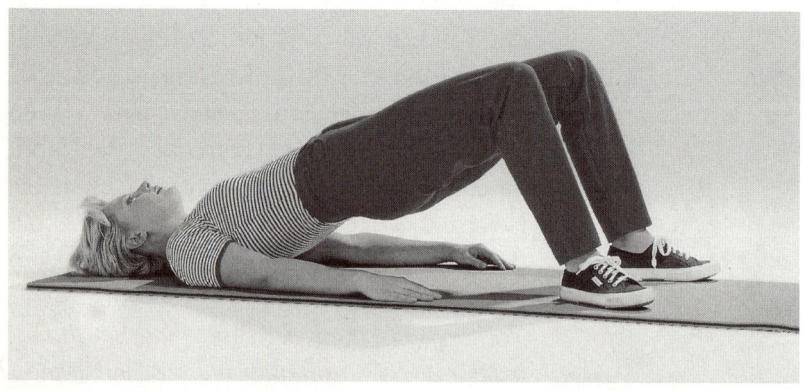

3. Rückenlage: Die Füße sind aufgestellt, beide Arme am Boden nach hinten gestreckt. Bringen Sie den linken Arm mit dem rechten Bein in Richtung Bauchnabel über dem Oberkörper zusammen. Rollen Sie dabei den Kopf leicht auf. Der rechte Arm bleibt hinter dem Kopf gestreckt (falls der Arm nicht liegen bleiben kann, seitlich am Körper auf der Matte ablegen), das linke Bein bleibt am Boden stehen (siehe Abbildung unten). Gehen Sie in die Ausgangsstellung zurück und wechseln Sie dann die Seite. Steigerung: Den Kopf konstant aufgerollt halten, den Arm-/Beinwechsel ohne Absetzen ausüben.
Wirkung: Kräftigung der schrägen Bauchmuskulatur.

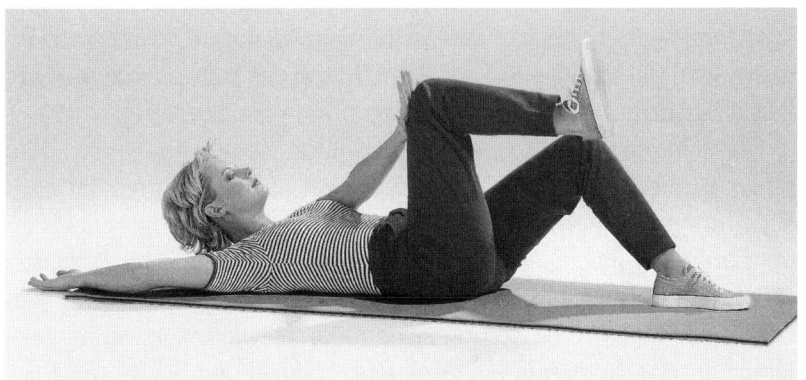

4. Sitz mit dem Rücken an der Wand: Die Beine sind angebeugt, die Fußsohlen stehen aneinander, die Hände sind vor dem Körper verschränkt. Strecken Sie die Arme über den Kopf und drehen Sie die Handinnenflächen zur Decke. Lassen Sie gleichzeitig die Beine zur Seite sinken.
Wirkung: Streckung der Wirbelsäule, Dehnung der Schultermuskulatur und der Oberschenkelinnenseite (Adduktoren).

Eigenbehandlung von Rückenschmerzen

Die folgenden Übungen sind dazu geeignet unter bestimmten Voraussetzungen vorhandene Rückenschmerzen zu lindern. Jeder muss auf Grund der Schmerzempfindung selbst entscheiden, welche der genannten Übungen die richtigen sind. Da die Übungen einen entgegengesetzten Richtungsverlauf haben, werden immer nur einige geeignet sein. Wer beim Rückwärtsneigen stärkere Schmerzen empfindet, wird die Übungen in Vorwärtsbeugung und Rückenlage üben. Wer demgegenüber beim Vorwärtsbeugen verstärkte Schmerzen verspürt, wird die Übungen in der Aufrichtung des Rumpfes bzw. in der Rückwärtsneigung und die Bauchlagenübungen bevorzugen.

Die Chance für eine Selbstbehandlung ist günstig, wenn man schmerzfreie Perioden während des Tages hat, die Schmerzen nach dem morgendlichen Aufstehen am größten sind und dann langsam im Laufe der nächsten Stunden nachlassen, alltägliche Arbeiten (bücken, vornüberneigen) die Schmerzen verstärken, die Schmerzen bei Bewegung eine Besserung zeigen, die Schmerzausbreitung vom Kreuz in das Bein nur bis zum Knie gehen und wenn ähnliche Schmerzattacken schon früher aufgetreten sind.

Auf jeden Fall sollte aber die Ursache für das Auftreten der Beschwerden unbedingt mit einem Arzt abgeklärt werden.

Regeln: Eine Zunahme der Schmerzen trotz richtiger Ausführung sollte immer als Alarm und Zeichen für den Abbruch verstanden werden. Schmerzauslösende oder -verstärkende Übungen sind unbedingt zu vermeiden. 10 bis 15 Wiederholungen der Bewegungsvorgänge reichen aus. Diese können je nach Bedarf mehrmals am Tag wiederholt werden. Bei allen Bewegungsübungen soll das maximal mögliche Bewegungsmaß einige Sekunden gehalten werden. Es ist darauf zu achten, dass bei allen Übungen der Atem gleichmäßig und rhythmisch fließt und nie angehalten wird. Die Übungsunterlage sollte leicht nachgeben, darf aber nicht zu weich sein.

Übungen bei zunehmenden Schmerzen bei der Testbewegung Vorwärtsneigung

Übungen aus der Bauchlage

Übung 1
In der Bauchlage ruht die Stirn auf den übereinandergelegten Handrücken, die Beine leicht abspreizen und die Fußspitzen nach außen drehen. Versuchen Sie in dieser Position einige Minuten zu entspannen ohne eine Bewegung auszuführen.

Übung 2
In der Bauchlage auf die Ellenbogen abstützen und dabei die Handinnenflächen nach oben drehen, als lese man aus einem Buch. Die Beinstellung entspricht der in der vorangegangenen Übung. Diese Übung kann bis zu 5 Minuten dauern.

Übung 3
Die Hände zeigen mit den Fingerspitzen nach vorn und werden unter die Schultern gelegt. Den Oberkörper leicht nach oben drücken,

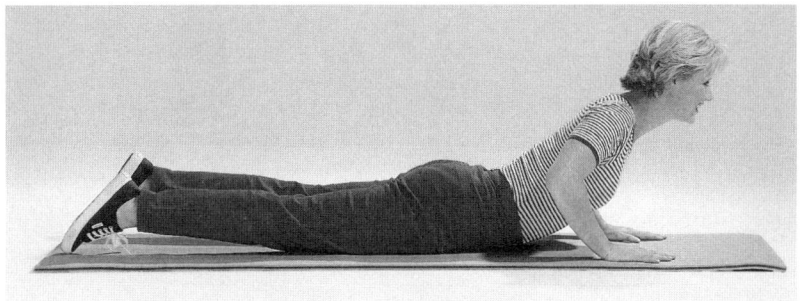

wobei der Bauch und das Becken auf der Unterlage bleiben. Der Kopf wird – sehr wichtig! – in Verlängerung der Wirbelsäule (Mittelstellung) gehalten (siehe Abbildung auf Seite 57). Diese Übung verstärkt das Hohlkreuz. Die Anhebung erfolgt zu Beginn sehr sanft und kann nach mehrmaligem Üben und Wohlgefühl bis zur Streckung der Arme erfolgen.

Übung 4 im Stand

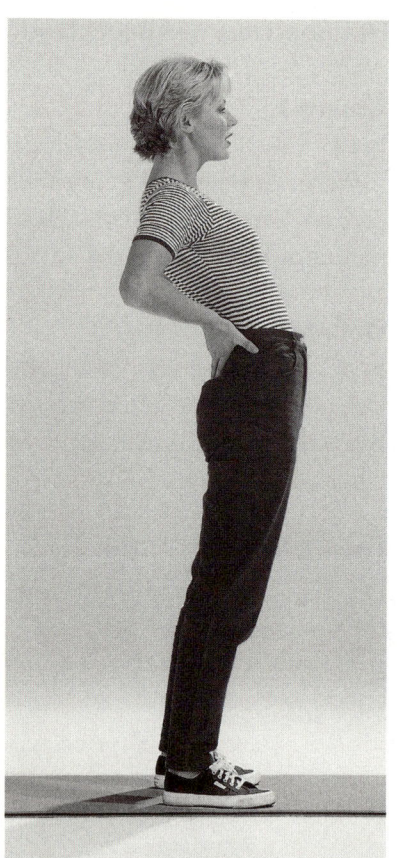

Bei leicht gespreizten Beinen beide Hände ins Kreuz legen. Die Knie nach hinten durchstrecken und so weit es geht nach hinten beugen (siehe Abbildung rechts). Diese Übung kann mehrmals wiederholt werden.

Übungen bei zunehmenden Schmerzen bei der Testbewegung Rückwärtsneigung

Übungen aus der Rückenlage

Übung 1
Langsam die gebeugten Kniegelenke Richtung Kinn ziehen und mit den Händen die Knie umfassen. Eine Dehnung der Rückenmuskulatur ist zu spüren. Nach mehrmaligem Üben kann ein zunehmender Druck auf die Kniegelenke ausgeübt werden.

Übung 2
Knie anstellen und zunächst ein Hohlkreuz machen, sodass die eigene Hand zwischen den unteren Rücken und die Unterlage geschoben werden kann. Gesäß nun zusammenkneifen und das Becken zur Unterlage rollen, sodass die bestehende Hohlkrümmung aufgehoben wird. Der untere Rückenbereich wird nur durch Anspannen der Gesäßmuskulatur auf die Unterlage gedrückt.

Beim Beherrschen dieser Übung können die Beine immer mehr gestreckt werden, bis schließlich bei fast ausgestreckten Beinen ein Kissen unter die Kniekehle gelegt wird. Fortgeschrittene können diese Übung auch im Stehen zuerst an eine Wand lehnend und dann frei ausführen.

Übungen im Sitzen

Übung 3
Auf die vordere Stuhlkante setzen, die Füße bequem mit etwas Abstand zueinander aufstellen. Die Fußspitzen zeigen nach vorne. Einen großen Buckel machen, indem man den Oberkörper ohne Anspannung der Muskulatur nach vorne herunterhängen lässt. Danach wieder mit Kopf und Schultern bis zur Mittelstellung langsam aufrichten.

Hubfreie Übungen

Die hubfreie Bewegung ist die schonendste Art sich zu bewegen. Es findet keine Aktivität gegen die Schwerkraft statt, es werden keine Gewichte (Arme und Beine) gegen die Schwerkraft gehoben oder gebremst. Die Bewegungen werden parallel zum Boden ausgeführt. Das Ziel von hubfreien Bewegungen ist der Einsatz feinkoordinierter Muskelaktivität, eine Verbesserung der Durchblutung und Tonusregulation, d.h. Verspannungen werden abgebaut. Die hubfreien Übungen eignen sich auch hervorragend für Schwangere mit schwangerschaftsbedingten Rückenbeschwerden oder einfach zur Entspannung.

Übung 1

In der Rückenlage sind Kopf, Schultern und Becken in der Mittelstellung eingeordnet. Ist der Kopf zu stark nach hinten überstreckt (bei Rundrücken), muss der Kopf mit einem entsprechenden Kissen unterlagert werden. Es ist günstig die Ferse frei zu lagern, indem der Unterschenkel mit einem kleinen Kissen oder einer Handtuchrolle unterlagert wird. Nun die Fersen abwechselnd nach unten rausschieben, wobei das Gesäß über die Unterlage wischen soll (siehe Abbildung unten). Die Beine rutschen also im Wechsel kopf- und fußwärts, bleiben aber auf der Unterlage liegen. Der Impuls geht immer von der Ferse aus, der Bauch bleibt gelöst, die Atmung fließt frei.

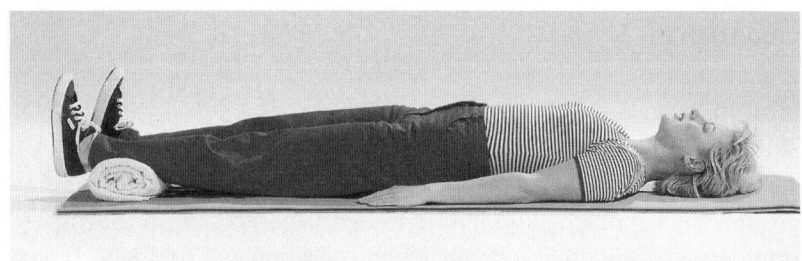

Übung 2

In der Seitenlage Kopf und Taille je nach Konstitution unterlagern. Die Körperabschnitte Becken, Brustkorb und Kopf in die Körperlächsachse einordnen. Die Knie und die Hüften leicht beugen. Das Becken nun abwechselnd nach vorn und hinten rollen. Dabei den Abstand zwischen Brustbeinspitze und Bauchnabel nicht verändern.

Übung 3

Im aufrechten Sitz auf der Stuhlkante die Körperabschnitte Becken, Brustkorb und Kopf in die Körperlängsachse einordnen. Die Hände auf dem Brustbein übereinander legen. Die Schultern dabei nicht hochziehen. Den Brustkorb abwechselnd nach links und rechts rotieren lassen.

Übungen für unterwegs

1. Wenn Sie einmal in einer Menschenschlange warten müssen, können Sie die Zeit nutzen und die Muskelpumpe aktivieren. Dazu rollen Sie einfach von dem Fußballen auf die Ferse und wieder zurück. Der Oberkörper geht dabei hoch Richtung Decke, das Gesäß nicht rausschieben.

2. Gehen Sie so oft es geht die Treppen hinauf und benutzen Sie einen Aufzug nur zum Abwärtsfahren. Im Aufzug können Sie sich bewusst entspannen, indem Sie die Fersen, das Gesäß, die Schultern und den Hinterkopf an die Wand lehnen und versuchen, bewusst Spannung „loszulassen". Kommen Sie ins Freie, atmen Sie tief ein und aus.

3. Das Warten im Stau kann man sich verkürzen. Halten Sie Ihr Lenkrad seitlich nur mit den Handinnenflächen (Hand geöffnet, Finger gestreckt). Bauen Sie langsam eine Spannung auf, indem Sie die Hän-

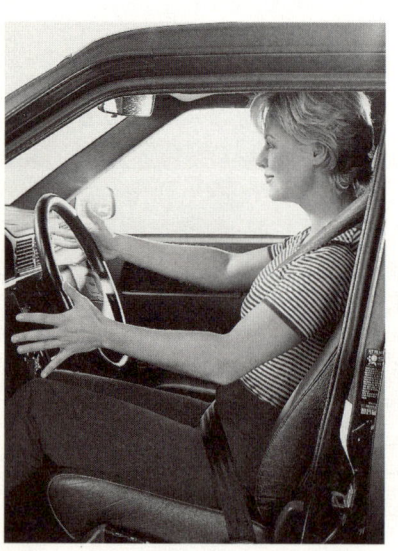 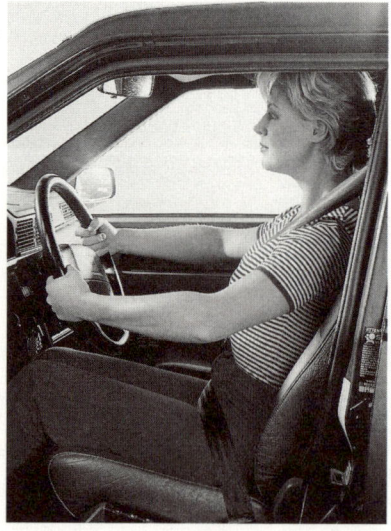

de gegen das Lenkrad drücken, halten Sie die Spannung einige Sekunden und lösen Sie sie wieder. Ziehen Sie dabei nicht die Schultern hoch und halten Sie nicht die Luft an. Die Handinnenflächen können auch diagonal das Lenkrad drücken. Umfassen Sie es anschließend und ziehen Sie die Hände auseinander.

4. Immer noch im Stau: Rutschen Sie mit dem Gesäß im Autositz soweit es geht nach hinten, heben Sie das Brustbein nach vorn oben an und drücken Sie den Hinterkopf, Rücken und die Oberarme langsam steigernd gegen den Sitz. Halten Sie die Spannung einige Sekunden und lösen Sie sie wieder.

5. Eine Pause auf dem Parkplatz ist nach 2–3 Stunden Autofahrt zu empfehlen. Stellen Sie sich dann aufrecht hin und strecken Sie sich mit den Armen weit nach oben. Sie können bis auf die Fußspitzen hochkommen.

6. Stand: Die Füße sind hüftbreit aufgestellt und etwas nach außen gedreht. Schwingen Sie die Arme parallel weit nach oben und lassen Sie sie mit der Schwerkraft wieder nach unten fallen, dabei werden die Knie gebeugt. Spannen Sie die Gesäß- und Bauchmuskulatur an und halten Sie die Wirbelsäule vor allem auch beim Tiefschwingen aufrecht. Eine weitere Variation ist der Armschwung hoch zur Seite und über die Seite mit der Schwerkraft tief. Lassen Sie die Bewegung fließen.
Wirkung: Ganzkörperstreckung, Verbesserung der allgemeinen Durchblutung, Lockerung.

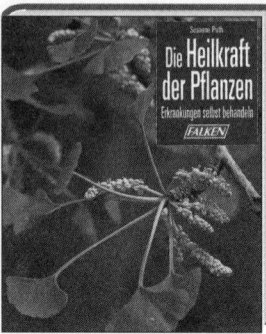

Die Heilkraft der Pflanzen

Von S. Poth – 208 S.,
194 Farbfotos, gebunden
ISBN: 3-8068-**4862**-9
Preis: DM 39,90

Vorgestellt werden etwa 100 Heilpflanzen mit botanischer Beschreibung, Inhaltsstoffen, Einsatzmöglichkeiten und Besonderheiten. Die einzelnen Pflanzen sind den Krankheiten zugeordnet – der medizinische Laie findet sofort die für ihn relevanten Pflanzen.

Neurodermitis

Von Prof. Dr. med. Dr. phil. S. Borelli, Prof. Dr. med. J. Rakoski
136 S., 6 s/w-Fotos, 10 s/w-Zeichnungen, kartoniert
ISBN: 3-8068-**1649**-2
Preis: DM 24,90

Viele Menschen leiden unter Neurodermitis. Da es verschiedene Auslöser gibt, haben zahlreiche Betroffene bereits fehlgeschlagene Therapieversuche hinter sich. Dieses Buch hilft ihnen und ihren Angehörigen, den individuell richtigen Umgang mit der Erkrankung zu erlernen.

Rückenschmerzen

Von G. Leibold – 112 S.,
zweifarbig, 30 Zeichnungen,
kartoniert
ISBN: 3-635-**60059**-8
Preis: DM 14,90

Haben Sie auch Rückenschmerzen? Dieser Ratgeber beschreibt die Ursachen, erklärt allgemein verständlich die Krankheitsbilder und informiert über natürliche Heilweisen.

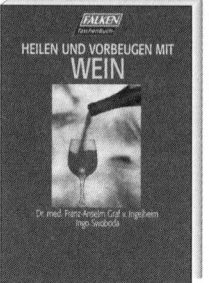

Heilen und vorbeugen mit Wein

Von Dr. med. F.-A. Graf v. Ingelheim, I. Swoboda, 96 S., 46 s/w-Zeichnungen, kartoniert
ISBN: 3-635-60311-2
Preis: DM 14,90

Im Wein ist Gesundheit! Das wußten schon die alten Griechen. Auch Wissenschaftler haben die lebensverlängernde und vorbeugende Wirkung des Rebensaftes bewiesen. Dieser Ratgeber fasst die Anwendungen und Wirkungen der wohlschmeckenden Medizin zusammen.

Autogenes Training

Von R. Faller – 110 S.,
3 s/w-Zeichnungen, kartoniert
ISBN: 3-635-**60009**-1
Preis: DM 9,90

Durch autogenes Training haben bereits Millionen Menschen zu mehr Lebensfreude und Selbstsicherheit gefunden. Die in diesem Buch dargestellten Übungen führen stufenweise zur positiven Beeinflussung der seelischen Haltung und zu völliger Entspannung.

Fußsohlenmassage

Von G. Leibold – 96 S.,
73 Zeichnungen, kartoniert
ISBN: 3-635-**60036**-9
Preis: DM 11,90

In China entdeckte man schon vor Tausenden von Jahren, dass zahlreiche Zonen des Fußes in einer besonderen Art reflektorischer Beziehung zum übrigen Körper stehen. In diesem praxisorientierten Ratgeber erfahren Sie, wie Sie die heilsamen Wirkungen der Fußmassage für sich selbst nutzen können.

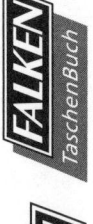

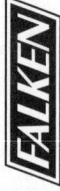